"美小护"
的肺腑之言
——肺部疾病养护常识

张哲民 毛燕君 黄李华 ◎主编

U0295546

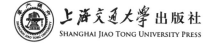

上海交通大学出版社

SHANGHAI JIAO TONG UNIVERSITY PRESS

内容提要

　　《"美小护"的肺腑之言——肺部疾病养护常识》由一群热爱生活、热爱工作的"美小护"编写的医学科普著作，集合了广大临床患者及家属的各类常见疑问和健康宣教工作的重点、盲点、要点，用生动的插图和实际医院场景的照片，通过诙谐幽默的笔触、通俗易懂的文字，由浅入深地为读者理清思路，普及肺部疾病专业常识，获得就医重点，不再"惧怕"医学术语，让你能如同护士一般，读懂医师的话！

　　本书可供肺部疾病患者及家属阅读、参考。

图书在版编目（CIP）数据

"美小护"的肺腑之言：肺部疾病养护常识/张哲民，毛燕君，黄李华主编. —上海：上海交通大学出版社，2018
ISBN 978-7-313-19272-1

Ⅰ.①美…　Ⅱ.①张…　②毛…　③黄…　Ⅲ.①肺疾病－护理　Ⅳ.①R473.56

中国版本图书馆CIP数据核字（2018）第083876号

"美小护"的肺腑之言——肺部疾病养护常识

主　　编：张哲民　毛燕君　黄李华
出版发行：上海交通大学出版社　　　　　地　　址：上海市番禺路951号
邮政编码：200030　　　　　　　　　　　电　　话：021-64071208
出 版 人：谈　毅
印　　制：上海盛通时代印刷有限公司　　经　　销：全国新华书店
开　　本：880 mm×1230 mm　1/32　　　印　　张：5.5
字　　数：112千字
版　　次：2018年5月第1版　　　　　　 印　　次：2018年5月第1次印刷
书　　号：ISBN 978-7-313-19272-1/R
定　　价：58.00元

本书编委会

主　编

张哲民　毛燕君　黄李华

副主编

陆海晴　高　颖　李　静　朱惠英　陈丽娟　赖文君

顾　问

吴　帅　姚敏杰

摄影、绘画

赖文君　董洪雷　赖顺发

编　委

（按姓氏汉语拼音顺序排序）

白婉露　冯智杰　高寒婷　龚　雯　顾　佺　郭成桦　何慧敏
胡慧婷　胡崟清　黄　蓓　李　静　刘虹婷　陆　祎　莫俊平
邱　劼　王文月　肖　力　俞　赢　曾先兰　张　慧

上海市肺科医院护理团队风采剪影

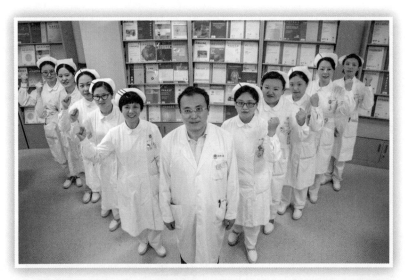

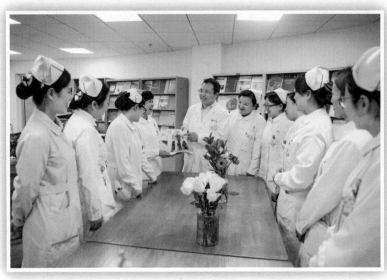

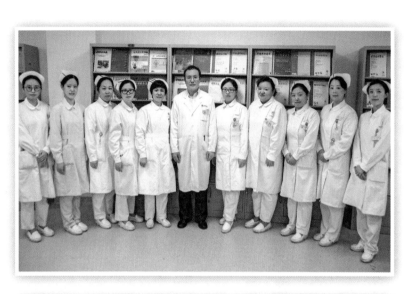

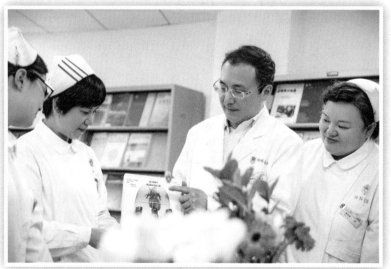

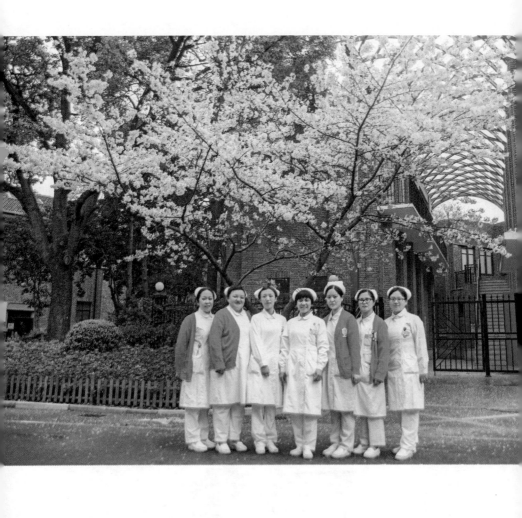

前　言

提笔写这篇前言，心生惶恐，生怕写出些枯燥、乏味的词句，让读者们看了前言就弃书而去。穷极四海八荒之力思索后，决定还是来和大家讲一讲这本书诞生前后的故事吧。

编写本书的这群"美小护"其实就是医院内的普通护士，她们每天日出而作，日落不息，肩负着白衣天使的使命和职责，甘当主治医生身后的绿叶，就职于临床一线，服务于百姓群众。她们手握最多的是注射器，看得最多的是病历牌，当有人告诉她们可以尝试自编一部科普书籍时，她们就像听了搞笑段子一样笑得前仰后合，不以为然。

当主编召集副主编以及各位参编的"美小护"正式开始本书的编写工作时，才发现写书难，难于上青天，编写进程极度缓慢，一度陷于停滞状态。每当此时，主编们恨不能长出三头六臂，召唤神龙，将本书不费吹灰之力一气写成。

不忘初心，方得始终。本书最初的构思来源于上海市肺科医院慢病护理管理小组的组员们，她们在工作中发现许多患者在患病伊始就非常渴望获得有关所患疾病的起因、治疗方法、可能结果、家属须知、自身调养、如何预防等相关知识。医院的健康宣教资料虽专业，但过于简单笼统；网上信息庞杂，缺乏可信度。为了普及肺病知识，也为了提升"美小护"们的宣教能力，本书主编集合了慢病小组的各科护理精英,以六大科普特性为要求,即科学性、通俗性、趣味性、独创性、思想性和文学性,立足上海市肺科医院的医疗护理特色,收集了几十篇小文章,统编成书。这些科普小文章都是出自肺科医院的普通护士之手,大家初次写文,缺乏经验,文字的表述大多直白,经过主编反复的培训和指导,通过一次次的修改,初稿竟有了些脱胎换骨的感觉,随后经过一轮轮的筛选、修改和校对,才有了现在大家所看到的这本书最终的样子。

本书分为四篇,以肺部疾病为基础,分别从呼吸、结核、肿瘤三大病种,融合中医治疗、养护,讲述了一个个科普小知识,让读者在阅读时感到如同"美小护"在做科普小讲座。您可以从中收获多少,就看您有没有认真聆听"美小护"们的肺腑之言啦!

好了,前言就到这儿了,请开始您的阅读。

目　录

第三篇 肿瘤篇

---------------------------- 71 ----------------------------

第四篇 中医篇

133

CHAPTER

01
第一篇

结核篇

肺结核病已流行上万年

在以色列附近的地中海海域，发现了距今 9 000 年的新石器时代的女性和婴儿的遗骸。研究人员在其骨骼上发现了肺结核病菌。这使得这个女人和她的孩子成为已知的最古老而且是得到证实的肺结核病患者。

结核病又称为痨病和"白色瘟疫"，是一种古老的传染病，自有人类以来就有结核病。考古学家还在埃及 4 500 年前的木乃伊上发现了脊柱结核。我国最早的医书《黄帝内经·素问》（前403—前211）就有类似肺结核病症状的记载；西方医学先辈希波格拉底（前460—前377）也曾对结核病做过描述。由此可见，结核病不但古老，而且是在世界范围内广泛流行的传染病。

很多人提起结核病就会色变，甚至会不自觉地用手捂住口鼻，唯恐避之不及。结核病真的有这么可怕吗？只有了解结核病才能以正确的态度对待结核病以及防治结核病。

结核病是由结核分枝杆菌（简称"结核菌"）感染引起的慢性传染病，结核菌主要通过呼吸道传播，侵犯肺部导致肺结核；也可以通过消化道传播，如饮用了带有结核菌的牛奶引起肠结核；或通过其他途径侵入人体全身各个器官。总之，结核菌感染到哪里,哪里就有可能得结核病,如感染到皮肤可能会引起皮肤结核;感染到大脑可能会引起脑结核;感染到淋巴系统可能会导致淋巴结核等。

与人类斗争数千年的结核菌,有着顽强的抵抗力,包括生存时间和存在方式。咳嗽、打喷嚏、大声说话,都可以将结核菌经呼吸道传播。当人咳嗽时,每次排出的飞沫数约为3 500个,一次喷嚏可排出100万个飞沫,平时说话5分钟排出的飞沫数相当于一次咳嗽。具有传染性的肺结核患者通过咳嗽、打喷嚏或大声说话时喷出的飞沫;或者痰液干燥后附着尘土,随风飘散传播给他人。

肺结核是通过呼吸道传播的,但并不是所有的肺结核患者都具有传染性,只有痰液能培养出结核杆菌,也就是痰结核杆菌阳性的患者才具有传染性。只要和结核菌传染源患者相处,就有可能被感染,被感染后就有可能发病,结核病发病率虽然每年都

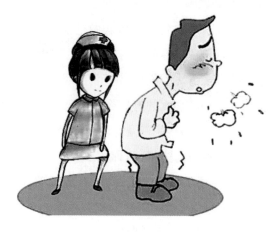

肺结核患者通过咳嗽、打喷嚏或大声说话喷出飞沫传播结核菌

在下降,但下降幅度比较慢。当然,并不是说一旦感染了结核杆菌,就一定会得病,即使感染了结核菌也只有10%的发病率;有些人感染了结核杆菌,可能一辈子不会发病;还有一些人虽然患了结核病,但会自愈,不过在肺部会留下些痕迹如钙化点,由此证明这位患者曾经得过结核病。

那哪些人容易被结核菌青睐得结核病呢?不注意卫生和饮食、营养不良(过度节食、减肥)、免疫力低下、体质差、生活不规律(睡眠不足、经常熬夜)、长期过度劳累和精神紧张的人群,或伴有一些基础疾病的人群,如糖尿病、艾滋病、肿瘤、肺硅沉着症、长期使用糖皮质激素等,都较易感染结核杆菌。

一旦确诊结核病就要及时就医,遵医嘱用药。同时做好以下家庭护理:① 最好独立卧室,戴口罩,与家人保持一定距离。② 保持室内开窗通风、光照和环境卫生。③ 与家人分餐,有自己单独餐具,定期消毒,家庭没有消毒柜可用煮沸的方法消毒。④ 保持饮食营养均衡。⑤ 注意劳逸结合,不可熬夜。⑥ 适当锻炼身体,增强自身抵抗力。⑦ 出入公共场所自觉戴口罩,不随地吐痰,养成良好的生活和卫生习惯,做好自我管理。⑧ 体弱的人应避免去人多拥挤的公共场所,出现有发热、咳嗽症状应及时去医院检查治疗。

患病后要严格遵医嘱用药,至少正规治疗6个月以上,做到早期、联合、适量、规律、全程用药,经过治疗大部分患者可以治愈。但仍有一些患者在症状缓解后就随意停药或者乱吃药,那就会使结核菌升级,成为耐药结核菌,治愈就比较困难了。

　　国家对肺结核的免费政策包括：诊断时免费的痰涂片检查和拍X线胸片，以及在治疗过程中为患者提供免费的一线抗结核药品；在治疗过程中，还会为患者提供定期的随访查痰以及服药管理。

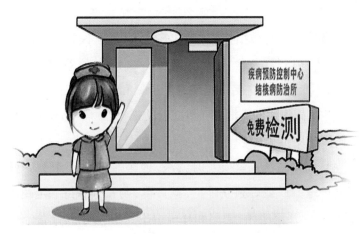

"美小护"语录：及时就医，遵医嘱用药

那些文人和艺术家不得不说的事情

曾经记得有人说过："痨病是一种偏爱像你我一样妙笔生花的人的病。"这种痨病又称肺结核，文学作品对肺结核有独特的偏爱，这在各文学作品中有广泛的反映。

《红楼梦》第三十四回，黛玉在宝玉送来的绢子上题诗时，有这样的表述："觉得浑身火热，面上作烧，"照镜子时发现"腮上通红，真合压倒桃花"，这固然是情窦初开的文学描述，它可作为林黛玉情窦初开的一种象征，暗指压抑在心中难以表达的感情。但其实这也是有关林黛玉肺结核症状的最形象的记录。肺结核病的症状表现为低热、脸颊红晕。

《药》中的主人翁华老栓，儿子华小栓因得了"痨病"，持续咳嗽，身体消瘦，华老栓用"人血馒

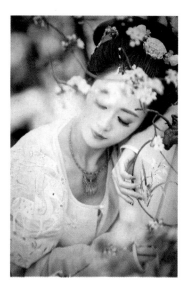

林黛玉的艺术形象有一种结核病的"病态美"

头"来给儿子治病,但结核病还是夺去了华小栓的生命。

其实鲁迅先生本人也患有肺结核,加上长期大量吸烟,44岁时便出现咳嗽、咯痰等症状,并因身心疲惫,日渐加重。而主治的日本医生须藤在长达一年半的时间里,错误地把它当作支气管炎、胃病、消化不良治疗等加以治疗,延误了最佳治疗时机,导致鲁迅先生在55岁时便因肺部疾病而告别人世。

民国时期最传奇的女人,她是我国为数不多的女建筑师,也是作家、新月派诗人,她就是林徽因。肺结核病缩短了她的生命,但是并没有影响她的光芒,在文学和建筑领域,她都留下了丰富而闪耀的作品。

在各种疾病中,被视为"文人病"的肺结核与文学和艺术的联系尤其紧密,肺结核很早就与浪漫文学、艺术之间有着不可分割的关联:从15世纪的名模西蒙内塔·韦斯普奇,到20世纪20年代的作家凯瑟琳·曼斯菲尔德和30多年前的电影明星费雯·丽;从中国的萧红、郁达夫、瞿秋白再到国外的肖邦、雪莱、济慈等,这些创造美和艺术的名人都被肺结核摧残过。

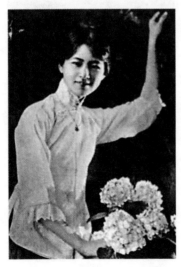

民国才女林徽因也因患肺结核去世

有趣的是,有专家认为当人类还无力控制肺结核时,肺结核是艺术家之病。这是此病的得病机制和艺术家的个性特点决

定的。更有趣的是，当浪漫主义成为时代主流时，艺术家的艺术
形象塑造也偏爱肺结核。用文学眼光来评判，肺结核具有"病态
美"，非常符合浪漫情调的作者激情投射和情节安排的需要，以
致成为一种时尚。肺结核虽是一种害人匪浅的疾病，但同时又是
一种悠闲逸适的疾病。由于肺结核病的这种性质，以及患病期间
所形成的病态美，这些都是浪漫主义艺术家所追求的，小仲马笔
下的茶花女、曹雪芹笔下的林黛玉，都属此例。

那么，肺结核对人体到底有多少危害呢？

它曾经被称为"白色瘟疫"，我国民间用"十痨九死"的说
法描述了当时人们对肺结核的恐惧。据资料介绍，自1882年德
国科学家科赫发现结核菌以来，迄今因结核病死亡人数已达2亿
之巨，全球已有20亿人受到结核菌感染，中国就有5.5亿人感染，
活动性肺结核患者也有500余万人。而感染的5.5亿人并不是患
者，只是体内带菌，很多人终身都不会发病，和正常人一样。只有
当身体虚弱，免疫力下降、抵抗力不足的时候才可能发病。

肺结核的主要症状是咳嗽、咳痰、咯血、低烧、盗汗、胸痛及
身体逐渐消瘦等，有时候可能一点症状也没有，只有通过胸片检
查才能发现。

其实得了肺结核也并不可怕，随着异烟肼、利福平、链霉素
等药物的问世，它已不是不治之症。只要患者遵从医嘱，按照早
期、联合、适量、规律、全程用药的原则，大多数肺结核已完全可以
治愈！

英国诗人雪莱说过："冬天到了，春天还远吗？"而我们一直
努力奋斗和将要努力奋斗的，就是为那结核病患者的春天到来而

铺路,结核病的防治任重而道远。

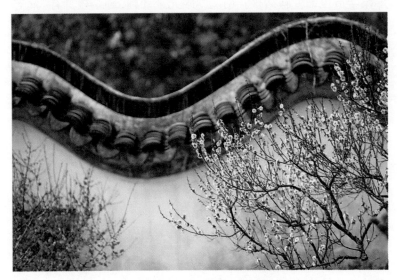

"冬天到了,春天还会远吗"
——让我们为结核病患者的春天而努力奋斗

谨记三点，让你正确认识结核病治疗

　　结核病是由结核菌引起的一种严重威胁全民身体健康的传染性疾病。在我国，每年死于各类结核病的患者人数多达5万，经呼吸道传播是其最常见和最重要的途径。患者在患有结核病时会有全身不适、倦怠、乏力，不能坚持日常工作，容易烦躁，产生心悸、食欲缺乏、体重减轻、妇女月经不正常等轻度毒性和自主神经紊乱症状。

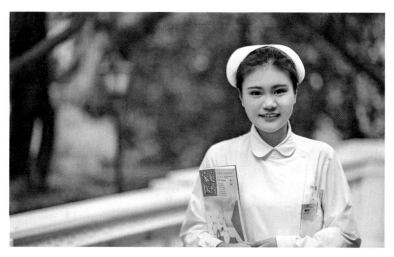

"美小护"教你正确对待结核病治疗

治疗结核病的原则是："早期、联合、适量、规律、全程。"但对于结核病患者,常因为缺乏相关专业知识而在用药过程中出现很多问题。

我们在对结核病患者应用抗结核药物的过程中发现:多数抗结核药物都是采用顿服给药,但临床上新入院患者分次用药的比例很高。除此之外,用药方法不当还体现在饭前与饭后服药,利福平由于食物影响其生物利用度,故采用清晨空腹顿服。乙胺丁醇、吡嗪酰胺、异烟肼由于胃肠道刺激症状重,宜在饭后服药。但是在实际中,患者却对这些服药知识知之甚少。此外,还有很多患者不遵医嘱,在服用过程中擅自停药或者换药。

有关用药过程中出现的问题主要体现归纳为以下4点:

(1)用药剂量有误。

(2)服药方法不当。

(3)药品配伍不当。

(4)擅自间断用药或者自行换药。

为了帮助患者正确认识结核病的治疗,记住以下三点十分重要。

1. 深刻认识治疗原则

结核病虽然是令人谈病色变的传染性疾病,但并不可怕,在医师指导下正确用药治疗,治愈率达85% ～ 92%。因此,患者须提高积极治疗的信心,相信自己能够战胜结核病。医护人员和家属也要让患者在思想上树立坚定的信念,相信现代医学和医师的治疗方案和医护人员的指导,坚持正规全程规律用药,提高结核病的治愈率。

2. 了解正确的用药方法和相关禁忌证

结核病的用药常采用"联合"用药原则,是指患者在治疗中,医师针对病情联合应用2种以上的抗结核药进行治疗,力求发挥药物的协同作用,增强治疗效果,减少病菌耐药性的产生,以达到理想的治疗效果。

3. 对药物的不良反应有客观的认识

结核病的治疗一般需要持续6 ~ 18个月,甚至更长时间。有许多患者在治疗期间会出现各种不良的反应。例如,链霉素会出现听力损害,乙胺丁醇可引起视力减退,异烟肼、利福平、吡嗪酰胺可引起肝损伤等。患者在服药过程中发生不良反应时不必恐慌,应该及时就诊而不是自作主张擅自停药,否则会影响治疗效果。患者在用药过程中,医护人员要督促患者定期检查听力、视力、肝功能、肾功能、血常规等项目,发现问题及时解决,让患者能够客观、正确地认识药物的不良反应,坚定治愈的信心。

适量、规律、全程用药,是化疗成功的关键。否则非但不能完全治愈,还会出现继发性耐药这一严重问题,给日后的治疗带来更大的困难。

处处守护好"痰液君"

肺结核是由结核菌引起的慢性传染性疾病。结核菌可以侵犯全身多个脏器导致结核病，但以肺结核最为常见。目前肺结核仍是一个严重的、全球性的、需要高度重视的公共卫生问题。

肺结核的传染源主要是继发性肺结核[1]患者。由于结核菌主要是通过痰液排出体外而传播扩散，因而经痰液检查、结核菌呈阳性的患者才是传染源。结核菌主要通过咳嗽、打喷嚏、大笑或高声说话等方式把含有结核菌的微滴排入空气中而传播；也可通过污染食品或痰液干结后痰液中的结核菌悬浮于空气中或在尘埃中，带菌的尘埃随风飘扬被健康人吸入肺泡内或食用被结核菌污染的食物而传播。

结核病的传染与感染者（传染源）排出结核菌量的多少、空气中结核菌微滴的密度、通风情况、接触的密切程度和时间长短，以及机体的易感程度等有关。免疫功能受损者比健康人更容易被结核菌感染，而且感染后容易发病。有研究显示，肺结核患者

1　分为内源性复发（隐性结核病灶复发）和外源性再感染（不是原有病灶的重新活动，而是再次受到结核杆菌的感染）。

经过化学药物治疗后,能快速减少菌源的传染力。虽然菌量下降明显,但有的病例余下的菌量,每毫升痰量中仍有1万个菌以上。因此,处理好患者吐出的痰液是预防结核感染、切断传染途径的重要手段,可以避免结核菌交叉感染。

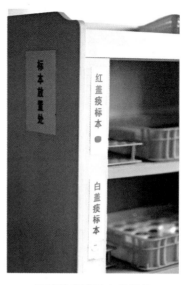

医院的痰液标本放置处

(1)痰液的院内管理。由于结核菌对干燥、冷、酸、碱等抵抗力强,在干燥环境中可存活数月或数年,在阴湿环境下能存活数月,但在阳光下暴晒只能存活2～7小时,10瓦的紫外线灯距0.5～1米、照射30分钟能将其有效杀灭。因此,处理结核患者的痰液非常重要,入院时就要告知患者注意个人卫生,严禁随地吐痰,讲解并指导痰液的处理方法及其重要性,要佩戴口罩,不能随地吐痰。患者应将痰液吐在装有消毒液的带盖痰杯内,交由医院统一处理。

(2)痰液的居家管理。出院后患者的痰液可吐在装有70%的酒精密闭容器中,一般2分钟内可以杀死结核菌。也可吐在装有5%～10%甲酚皂溶液(来苏儿)消毒液的容器中,12小时后再弃去,也可用5%～12%甲酚皂液浸泡2小时以上弃去,使之不具有传染力。最简单有效的处理痰液方法是将痰吐在纸帕或纸巾中,焚烧处理。

真可谓：小小纸巾随身带，不乱吐来不乱扔，结核病菌千千万，你不治它它害你。肺结核患者在没有完全康复前，一定要小心处理自己的痰液。

肺结核停药不能想当然

经常有患者这样问："我现在没什么不舒服，结核药可以不吃了吗？"结核药当然不能随意停，结核的化疗原则是早期、规律、全程、适量、联合用药。

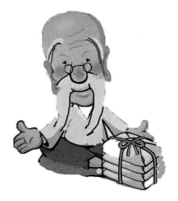

记住：不能随意停药

早期：对所有检出和确诊的活动性结核都应立即治疗。早期病灶内结核菌以A群为主，病灶局部血流丰富，药物浓度高，抗结核药能发挥最大杀菌或抑菌作用，以达到迅速控制病灶，减少传播的目的。

规律：严格遵医嘱规律用药，不漏服，不停药，以免产生耐药性。

全程：保证完成规定的治疗期是提高治愈率、减少复发的重要措施。

适量：严格按照适当的药物剂量用药，药物剂量不足不能有效杀菌，还会诱发继发性耐药；剂量过大，不良反应增加。

联合用药：同时采用多种抗结核药物治疗，既可提高疗效，杀死病灶中不同生长速度的菌群，还可以减少或预防耐药菌的产生。

结核菌不同于其他细菌，结核菌有以下生物学特性。

（1）生长缓慢。增代时间为14～20小时，培养时间为2～8周。

（2）抵抗力强。在干燥环境可存活数年或数月。

（3）菌体成分复杂。结核菌菌体成分主要是由类脂质、蛋白质和多糖类组成的复合成分。

治疗结核需要按疗程治疗。不规律用药非常容易导致结核病复发或使结核菌产生耐药性。临床上普遍认为出现耐药性结核的主要原因是，在患者初次治疗肺结核时采用的治疗方案不够合理，或患者在治疗过程中并未按照治疗方案科学服药导致，结核病患者出现耐药是导致临床上结核病治疗困难的主要原因之一。

因此结核病和其他的一般疾病不同，不是症状消失了就可停药，结核病的菌群有4种，前期的用药只是杀死了活跃的结核菌，像我们所说的"枪打出头鸟"，活跃的结核菌被杀死，症状就会好转、消失。但是静止潜伏的结核菌并没有完全被杀死，还有少量的结核菌未被消灭，处于休眠状态，一旦机体抵抗力下降，这些结核菌就可能重新生长繁殖而造成结核复发，在下次治疗时，就会有产生耐药的风险，所以结核病的治疗一定要遵守早期、适量、规律、全程、联合用药的原则。疗程一般要6～9个月，不能随便少吃或漏吃一种药，必须要按时按量服药，接受正规的治疗。疗程结束后需要再次复查，在医生的指导下才能停药。

教你如何面对药物性肝损害

俗话说，是药三分毒，服用的所有药物都是需要通过肝脏和肾脏代谢的。对于需要长期服药的结核病患者来说，药物性肝损害是治疗过程中最常见的不良反应。临床表现为乏力、食欲缺乏、恶心、呕吐、上腹不适等。但只要及时诊断、及时停药，多数患者预后良好。

那么我们能做些什么呢？首先要遵医嘱用药，不可过量用

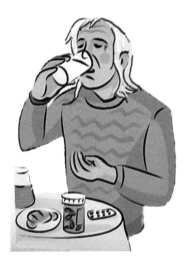

服药的同时预防肝损害

药。定期检查肝肾功能，一般一个月检查一次。作为预防，我们可以在还没有发生药物性肝损害的时候提早遵医嘱应用保肝药。那么对于其他相关因素导致的肝损害，就要控制酒精的摄入和保持营养的均衡。

对于酒精这个危险因素完全可以自我控制。目前饮酒已被证实是造成肝损害的独立危险因素，且会增加病死率，更是会增

加抗结核药物的肝毒性。

保护肝脏,保持营养均衡,就需要进行食补。注意补充充足的热量、适量的蛋白质、少量的脂肪、多种维生素如维生素B、维生素C、维生素E等有利于肝细胞修复和再生的营养物质。

(1)摄入充足的热量,不应刻意节食,而应选择替代食物,粗粮就是很好的选择。①燕麦:含有丰富的皂苷素和亚油酸,具有降低血清胆固醇、甘油三酯的作用。②玉米:含有丰富的卵磷脂、钙、维生素E等,可降低血清胆固醇。③红薯:能中和体内因食用肉类和蛋类所产生的过多的酸,保持人体酸碱平衡,起到降脂作用。

(2)适量的蛋白质:人体必不可少,但不可过量,可多食用一些瘦肉、牛肉、鱼肉、乳制品、豆类等优质蛋白。

(3)少量的脂肪:脂肪会增加肝脏的负担,宜选择低脂肪、低胆固醇的食物,避免重油、肥肉等不健康饮食。可以选择一些海产品、蔬菜等。如海带含丰富的牛磺酸,可降低血液及胆汁中的胆固醇;大蒜含硫化物的混合物,可减少血中胆固醇,阻止血栓形成,并有助于增加高密度脂蛋白含量;洋葱不仅具有杀菌功能,还可降低人体血脂,防止动脉粥样硬化。

(4)多种维生素:多食一些新鲜的蔬菜水果,如南瓜、胡萝卜、菠菜、黄瓜、西红柿、苹果、葡萄等,能够补充人体对维生素和矿物质的需求。另外多食用菌类食物,如木耳、香菇、蘑菇等,不但能够提高人体的免疫力,还有抗癌的作用。

大自然馈赠给我们的食物没有好坏之分,上文中没有提及的其他食物也各有其能量及作用。只要我们能均衡饮食,对我们人体都是有益的,但是要注意摄入适当的量,万万不可过之。

腰穿，不怕、不怕啦！

　　腰穿是什么检查，没听说过，有点怕。那么来了解一下吧！

　　腰穿，就是腰椎穿刺，腰椎能让人联想到脊柱、脊髓、高位截瘫之类的词……别害怕。腰穿只是个普通的检查而已，对疾病的诊断和治疗有着重要的价值，它简便易行，操作也较为安全，其穿刺的部位并不是在腰椎，而是在两个腰椎的间隙。

　　检查时患者背对医生侧卧于硬板床上，双手环抱膝盖，大腿

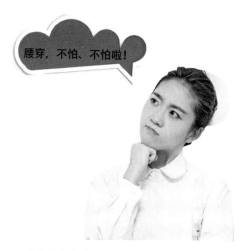

"美小护"告诉你：不要害怕腰穿啦！

紧贴腹部,头向胸部屈曲,使身体呈弓形,形似虾体。腰椎穿刺一般在第3～4腰椎之间进针,新生儿穿刺位置更低,一般平第1腰椎,第2～3腰椎以下就没有脊髓了,椎管里有漂浮着的是神经马尾和脑脊液。

脑脊液是什么?脑脊液是无色透明的液体,充满在各脑室、蛛网膜下腔和脊髓中央管内,简单地讲脑脊液是颅内和脊椎内的液体。脑脊液正常量为100～150 mL,而每天的分泌量可达432 mL。脑脊液能供应给脑细胞一定的营养,运走脑组织代谢的垃圾,调节中枢神经系统的酸碱平衡,并缓冲脑和脊髓的压力,对脑和脊髓具有保护和支持作用。做腰穿,一般只需采集数毫升脑脊液即可。因此,完全不必太紧张。

做腰椎穿刺的目的是什么?通过腰穿可以检测颅内压和取脑脊液进行检验,还可用以进行鞘内注射药物治疗。对于脑脊液的检验,可以帮助诊断中枢神经系统感染、中枢神经系统白血病等疾病,所以做腰穿取脑脊液进行化验可以帮助医师诊断疾病,是一项必要的检查。对于肺结核患者来说,做腰穿检查就是为了明确是否得了结核性脑膜炎。

做腰椎穿刺会不会疼痛呢?做腰穿的时候会打麻药,属局部麻醉,所以患者整个穿刺过程意识都是清楚的,操作过程中也可以与患者进行正常交流,绝大部分受检者都能忍受。穿刺时施行局麻后用腰穿针进行穿刺,成人进针深度4～6 cm,儿童则为2～4 cm,取脑脊液的针是细细长长的,伤口就是针眼大小。穿刺成功后抽出针芯流出脑脊液,接上一次性的玻璃管就可以测脑压了,然后留取脑脊液标本,再放回针芯拔出穿刺针,贴敷贴,此时腰椎穿刺算是圆满完成了。

腰椎穿刺以后要注意些什么？穿刺后患者必须去枕平卧4～6个小时，目的是为了减轻头痛。少数反应严重者可出现恶心、呕吐、耳鸣等症状，几天之内症状也会消失，不会留有任何后遗症。

结核性胸膜炎的年轻人：
请学做呼吸操

　　结核性胸膜炎，好像是年轻人的专利，看看在病房里挂着引流袋躺着的、站着的、卧着的、坐着的几乎全是年轻人。他们病情相似，包括面部表情也很相似，愁眉苦脸、郁郁寡欢的样子着实让人同情！结核性胸膜炎威胁人类健康，相比肺结核，疗程更长、药物的潜在不良反应更大，导致许多患者不能持之以恒地坚持抗结核药物的治疗。

　　据统计，我国是结核性胸膜炎的高发国，患病率、复发率及耐药率均高。结核性胸膜炎的发生是由于胸膜对结核菌及其代谢产物对胸膜的刺激和机体敏感性增加所致，是原发感染或继发感染结核菌累及胸膜的结果。结核性胸膜炎分为结核性干性胸膜炎、结核性渗出性胸膜炎和结核性脓胸，而结核性渗出性胸膜炎是最常见的一种，若治疗不及时，处理不合理，胸液长期存留形成包裹，胸膜增厚、粘连，胸廓畸形，造成限制性通气功能障碍而影响肺功能，将严重影响患者的生活质量。

　　对于此类患者，治疗的目的在于控制胸膜炎症，减少渗出，清除胸腔积液或促进胸腔积液吸收，防止并发症发生。为使结核性胸膜炎患者尽可能地减少后遗症，保存肺功能，患者增强治疗的依从性是十分必要的。医护人员须对其进行心理疏导,嘱其定期复查,减少并发症及复发率,促进疾病及早康复。

患者除了需要正规的抗结核治疗之外,配合呼吸功能锻炼也是重要的环节,此种锻炼方法简便、有效、经济,能有效地改善肺功能。具体方法如下。

1. 腹式呼吸训练

取立位(体弱者可取半卧位或坐位),左、右手分别放在腹部和胸前。全身肌肉放松,静息呼吸。吸气时用鼻吸入,尽力挺腹,胸部不动;呼气时用口呼出,同时收缩腹部,胸廓保持最小活动幅度,慢呼深吸,增加肺泡通气量。每分钟呼吸 7 ~ 8 次,如此反复训练,每次 10 ~ 20 分钟,每天 2 次。熟练后逐步增加次数和时间,使之成为自觉的呼吸习惯。

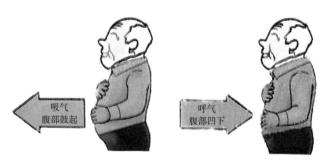

呼吸操示意图(一)

2. 缩唇呼吸训练

用鼻吸气缩唇呼气,呼气时口唇缩拢似吹口哨状,持续缓慢呼气,同时收缩腹部,使气体通过缩窄的口型缓缓呼出。吸与呼时间之比为1:2或1:3。缩唇的程度与呼气流量由患者自行选择调整,以不费力为主。以距口唇15～20 cm处同水平的蜡烛火焰随气流倾斜又不致熄灭为宜。每天锻炼2次,每次10～20分钟,每分钟练习7～8次。

3.吹气球呼吸训练

深吸一口气,对着气球慢慢吹,直到吹不动为止。值得注意的是:吹气球不在于吹得快、吹得多,只要尽量把气吹出来就可以,一般每天吹5～6次,不要过于勉强,根据自身身体状况量力而行。

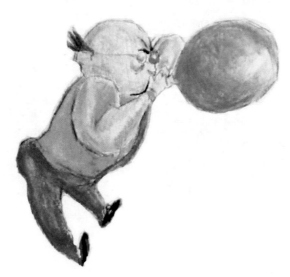

呼吸操示意图(二)

结核病患者居家注意事项

1. 结核患者居住的房间需严格消毒

　　根据家庭具体条件,为患者安排舒适的养病环境,这样将有利于患者的休息和治疗,为减少传染,肺结核患者最好有单独的居住房间,并把患者的床铺、被褥摆放在阳光照射较为充足的地

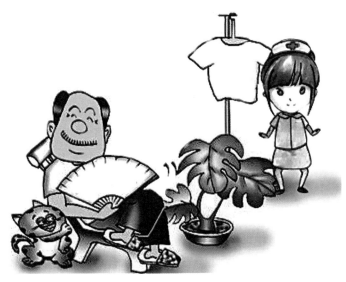

"美小护"对结核病患者的居家防护

方,患者使用的床褥经常拿到通风、阳光强烈照射的地方进行暴晒消毒。室内注意开窗通风,每日1～2次,每次30分钟,保持室内空气流通。打扫房间卫生时要用湿布擦桌椅,刷子沾水甩干后刷床,洒水扫地,湿布擦地,以免尘土飞扬,减少对患者呼吸道的刺激,也可采用食醋煮沸熏蒸消毒或用艾叶燃烧熏蒸消毒的方法进行消毒,或用含氯消毒液(过氧化氢)进行物体表面及地面的消毒。

2. 痰液需谨慎处理

结核病患者绝对不能随地吐痰,在家或外出时将痰吐在带盖的玻璃杯内,以防细菌播散到空气中。随身带痰瓶或手纸,吐痰后装进塑料袋内带回家处理。痰消毒最简单的方法是:将痰吐在纸中或纸盒里,用火焚烧,这种方法消毒是最彻底也是最安全的;也可将痰吐在痰杯或痰瓶内,将痰液浸泡在消毒剂中20～30分钟之后倒去;痰杯经常用流水冲净后煮沸消毒20分钟晾干备用;一次性痰杯用后可焚烧处理。

3. 结核病患者的日常生活注意事项

为结核患者备好专用的牙刷、毛巾、碗筷和水杯,在饮食方面应养成分食习惯,患者固定的食具,最好每天煮沸消毒1次,时间达20分钟以上。患者的剩饭剩菜要煮沸后再归纳处理。在生活起居方面患者要有自我管理的意识,绝不可嚼食物喂孩子,更不要与孩子亲密接触,条件许可的情况下可以与孩子分居。不能煮沸消毒的物品,可用强阳光暴晒2～3小时,如被褥、衣服、书刊等。患者不要和健康人近距离、面对面地高声谈笑，尤其和孩子更要禁忌，在与他人接触时需要戴好口罩，以防结核菌通过唾沫播散在空气中飘浮。在咳嗽、打喷嚏时，要用手帕或毛巾捂住口鼻。尽量避免去公共场所或减少外出次数，传染期内去公共场所必须要戴口罩。

经济实用的饮食，
肺结核患者值得拥有！

相关医学研究资料显示，超过半数的肺结核患者处于亚健康状态，其机体营养供给明显不足。因此，在肺结核患者临床治疗的过程中，注重对患者饮食结构的调整，增加其营养物质的摄入量显得尤为重要。那么，适宜结核患者吃的食物到底有哪些呢？我们来介绍一些有关结核患者的饮食结构的知识。

（1）热量：对于肺结核患者而言，其机体热量的消耗相对较

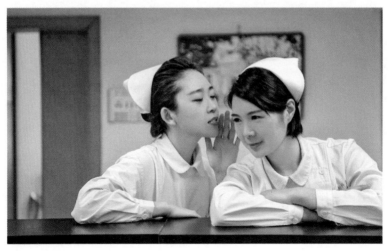

对肺结核患者饮食，"美小护"有妙招

高。一般而言,肺结核患者的每日的热量摄入应控制在每千克体重50千卡左右。

（2）蛋白质:蛋白质也是肺结核患者消耗量较高的物质之一,因此应保证患者每日蛋白质的摄入量达到每千克体重20克。

（3）碳水化合物:碳水化合物是供给人体能量的关键物质之一,对该物质的量进行限定,一般为每天250克。

（4）脂肪:在对该类物质的量进行限制的过程中,由于没有明确的摄入标准,因此应根据患者的实际情况,对脂肪的摄入量进行科学的限定。

（5）维生素:维生素对维护人体的正常新陈代谢具有积极的作用,因此要求患者增加该类物质的摄入量。

（6）肺结核应根据病情程度,提高瓜果蔬菜的食用量。

维生素D缺乏是引致结核病的危险因素,因此结核病患者应进食富含维生素D的食物,它可以增强T淋巴细胞的免疫功能,从而增强患者自身的免疫力,有助于结核病的康复。

然而,并不是所有高蛋白高热量的营养食物都适合结核患者,以下为不宜与一些抗结核药物同服的食物。

1. 不宜与异烟肼同服的食物

（1）富含酪胺的食物。如:牛奶、乳制品、蚕豆、豆制品、菠萝、番茄、巧克力、香蕉、腌肉、腌鱼、牛肉、肝脏、酵母、酱油、葡萄酒、甜酒等。这些食物可使血压升高,发生剧烈头痛、呕吐、心悸等不良反应,严重时甚至可导致脑出血。

（2）富含组氨酸的食物。如海鱼,尤其是不新鲜的海鱼。不新鲜的水产品组胺含量高,组胺中毒可致局部或全身毛细管扩张、通透性增强、支气管收缩等过敏反应,主要表现为面颊绯红、头晕、头痛、心慌、脉速、胸闷和呼吸窘迫等症状;也可导致颜面水肿、口和舌及四肢发麻、恶心、呕吐腹泻、应激性溃疡、荨麻疹、全身潮红、血压下降等症证,严重者可致死亡。

(3)富含乳糖的食物。如:牛奶、冰淇淋、奶油、沙拉酱、饼干等。乳糖可阻碍异烟肼在肠道的吸收,影响药物治疗效果。

(4)富含碘的食物。如:海带、紫菜、海藻等。碘能在胃肠道内与异烟肼发生氧化反应,导致异烟肼的抗菌作用减低。

(5)富含多价阳离子金属盐食物。如:牡蛎及磁石等中药,这类食物能与异烟肼在胃肠道内形成螯合物,影响异烟肼的吸收。

(6)酒类。酒类可加速异烟肼在体内的代谢,降低疗效,并可能诱发肝毒性反应。

(7)茄子。茄子与异烟肼同服易产生过敏反应。

2. 不宜与利福平同服的食物

不宜与利福平同服的食物有:牛奶、豆浆、茶水、酒类等,上述食物可导致利福平的吸收障碍,以致降低疗效。

看完以上内容介绍有人要问了:这么多有营养的食物都不能食用,结核病患者的营养又该如何保障呢? 其实这些影响药物吸收的食物只要与服药时间间隔2小时以上就不会产生影响。这也是抗结核药物通常要求空腹服用的原因。在对患者进行临床治疗的过程中,合理的治疗措施固然重要,然而科学的饮食结构调整也有着很重要的作用。

学会及早发现肺结核

1. 要学会"观察人"

注重了解你生活的周围有没有肺结核患者,特别是正在排菌的肺结核(活动性肺结核)患者。在人员密集,通风条件比较差的环境中一旦有这种患者在场,被感染的概率将非常地高。再次就是要进一步明确你与病者的关系、交际的密切程度,是否有经常在一起交谈、用餐等;特别是患者的配偶、子女等不注意隔离,经常在同一空间生活、进食甚至同睡,更容易感染结核病,应引起注意。

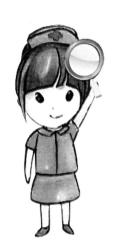

"美小护"语录:肺结核症状要早知道哦!

2. 要学会"观察病"

注意自己健康状况的变化。结核菌感染并不等于一定发病,一旦抵抗力降低,体内原发性感染的结核病灶容易活动起来,形成肺结核病。因此,加强体质是非常重要的。大手术后体质虚弱者、糖尿病患者、肺硅沉着症患者或因其他疾病长期使用激素治疗者都易引起肺结核,这类人群应该加强体质的锻炼,密切关注肺部的不适变化,有问题及时就诊,发现越早,治疗时间越短。

3. 要学会"观察身体"

了解肺结核病发病时的主要症状。据调查70%的肺结核病患者或多或少有些自觉症状,这一点要高度重视,不要拖延硬抗。一旦发现自己有精力不足、易疲乏、消瘦、食欲缺乏等体虚表现,加上感到下午全身有灼热感、面颊潮红、夜间出虚汗以及慢性咳嗽(连续咳嗽2周以上)、胸部不适或有疼痛时,必须立即就医,查明原因。一旦拖延,会加重疾病,对治疗带来一定的麻烦,治疗的时间也会相对延长。

4. 要学会"观察异样"

另外还有一些体征可作为肺结核病诊断的线索。如莫名其妙地发现头颈部淋巴结肿大或破溃的淋巴结长期不愈、慢性难治性眼结膜炎、慢性肛裂、肛瘘等,都要警惕是否由肺结核导致,有些患者不会将这些疾病联想到结核菌感染,从而未加以重视,导致基础疾病的迁延。

5. 要学会"定期体检"

每年进行定期健康检查也有助于及早发现肺结核病。

呼 吸 篇

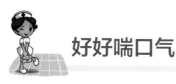

好好喘口气

支气管哮喘(简称哮喘)是一个世界公认的医学难题,被世界卫生组织列为四大顽症之一。全球约有3亿哮喘患者,我国约有3 000万,全球每年死于哮喘的患者达18万之多。今天,就来科普一下哮喘的小知识,让哮喘患者能好好喘口气。

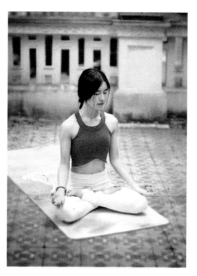

"美小护"教你根除哮喘,自在呼吸

1. 什么是哮喘?

哮喘是指由多种炎性细胞和细胞组分参与的气道慢性炎症性疾病。哮喘症状可自发或经治疗缓解,有时在一段时间内无明显症状;也可发生急性加重甚至威胁生命,给患者带来严重困扰。

2. 哮喘有哪些诱因?

哮喘的发病与遗传因素及环境因素有关,空气污染、吸烟、呼吸道感染以及机体在一些特殊情况下，如妊娠、剧烈运动、气候变化等都可能诱发哮喘。

3. 哮喘的临床表现有哪些?

哮喘的临床表现为反复发作的喘息、气促、胸闷、咳嗽等症状，常在夜间及清晨发生或加重。

4. 哮喘发病如何治疗?

哮喘的发病机制主要是气道的炎症和支气管痉挛。治疗上以消炎为主，其次是解除痉挛。

所谓消炎药不是我们常说的抗生素，而是小剂量的激素，吸入激素以增强局部抗感染作用。通过吸气药物直接作用于呼吸道，是局部用药，所需剂量较小，避免了口服给药的不良反应，因而全身不良反应也就少了。常用药物有：沙美特罗替卡松气雾剂（舒利迭）、布地耐德福莫特罗吸入剂（信必可都保）等。目前治疗哮喘的药物基本是吸入剂型，是安全、有效的常用药。用药后要及时漱口和擦脸。

另一类药就是解痉药，常用的有硫酸沙丁胺醇吸入气雾剂（万托林）、硫酸特布他林雾化液，发作时吸上这类药就能缓解，但它不治病，类似于速效救心丸的作用。有的人只知道它有效，就身不离它，一发作就吸，而不去吸治病的消炎药。殊不知只有使用消炎药后才可以控制炎症，才能和正常人一样工作、生活。

5. 如何预防哮喘反复发作?

　　哮喘作为一种慢性疾病,控制住它不仅需要药物治疗,还需要哮喘患者自身的健康管理。如让患者认识哮喘,积极配合治疗,长期规范用药,规避过敏源,在出现症状时及时就医等;饮食上,不要吃太甜、太腻、太刺激的食物,忌食辛辣、海鲜、生冷食品,以及饮酒和浓茶;动静适宜,保证充足良好的睡眠。通过以上措施,可使大多数患者得到良好或完全的临床控制。

读懂"老慢支"

什么是"老慢支"(老年慢性支气管炎)？"老慢支"是慢阻肺(慢性阻塞性肺疾病)的发病因素之一，主要以不完全可逆的气流受限为特点。

你听说过慢阻肺吗？简单地说，主要是吸烟、粉尘、化学物质的吸入，以及空气污染、呼吸道感染等所致的肺部异常炎症反应。这可是要比"老慢支"更严重的问题，"老慢支"的反复

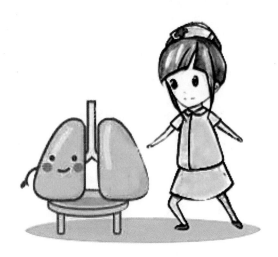

"美小护"教你读懂"老慢支"

发作，千万不要掉以轻心，很容易就形成慢阻肺。大家一定要留神：慢阻肺对于肺部的损害是不可逆的。

世界卫生组织将每年11月第3个星期三定为世界慢阻肺日。慢阻肺与呼吸系统疾病、心脑血管疾病、糖尿病、癌症称为四大慢性疾病。我国40岁以上成年人该病的发病率高达8.2%，平均每12个人中就有一位患者。现在我们来简单介绍一下慢阻肺，如果一旦患上这种病，我们该如何去应对。

我们先来了解一下它的症状：咳嗽、咳痰、气短，呼吸困难、喘息、胸闷等；全身症状主要包括：感染、体重下降、咯血、肌肉萎缩、晕厥等。当你出现这些症状的时候，说明可能你已经患上了"老慢支"，需要及时就医，而肺功能检查是诊断慢阻肺急性加重的重要手段，不仅能判断气流受限，对慢阻肺急性加重的诊断、严重度评价、疾病进展、预后及治疗反应等均有重要意义。

慢阻肺不仅出现在老年人身上，35岁以上人群也呈现高发态势，高危人群的主要特征有：① 吸烟；② 职业粉尘暴露；③ 有化学物质接触史；④ 有生物染料烟雾接触史；⑤ 有慢阻肺家族史。慢阻肺一经发现，应该如何治疗呢？简单地说，治疗分为一般治疗和药物治疗。一般治疗主要有：戒烟、远离环境污染、家庭氧疗、肺康复、接种疫苗、健康饮食。在家里我们还可以进行肺呼吸锻炼：缩唇呼吸操、腹式呼吸操，可以取得显著效果。药物治疗主要是使用吸入型糖皮质激素、支气管扩张剂并且坚持长期规律用药。

慢阻肺预防也是很重要的。预防慢阻肺，要积极预防"老慢支"和肺气肿。首先就是要戒烟，因为吸烟是慢阻肺的重要发病因素,吸烟时间越长,吸烟量越大,患病率也就越高。其次是防止感冒,随着季节的突发变化,要注意保暖,及时增加衣服,慢阻肺在天气特别寒冷的时候最容易发作。此外,身体过度劳累、烟尘刺激等也容易诱发慢阻肺。因此,要保持居住环境通风良好,阳光充足,没有刺激性气体、烟雾、粉尘的污染。最后要加强锻炼,增加身体功能,增强抵抗力,散步、打太极拳是很适合慢阻肺患者的运动方式。但是在急性加重期暂不宜进行体育锻炼,锻炼应循序渐进,逐步增加活动量。

综上,慢阻肺并不可怕,只要学会自我判断、自我预防,当它发生的时候,我们就可以正确地面对,及时就医,才能更有效地阻止它所带来的危害。

慢阻肺与雾霾

冬季来临，雾霾再次成为社会关注的热门话题。对于雾霾天气影响健康的问题，钟南山院士曾说过："雾霾天气会直接影响呼吸系统，可增加慢阻肺的患病率，这是有据可循的。"那么，在雾霾天气我们应该采取怎样的应对措施呢?

1. 戴口罩

文献记载医用口罩能挡住95% 0.3微米的颗粒。口罩要买

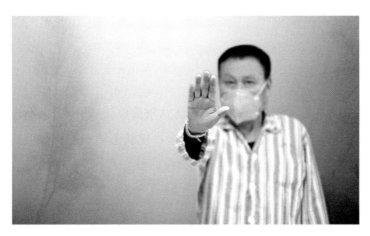

请远离雾霾

正规的,同时要买与自己脸型大小匹配的型号,要最大限度地贴紧皮肤,让污染颗粒难以进入。口罩取下后,要等干燥后再将其对折收起来,以免呼吸的潮气让口罩滋生细菌。老年人和有心血管疾病的人群要避免佩戴医用口罩,因为其为专业抗病毒气溶胶口罩,密闭性好,戴上后容易呼吸困难、缺氧,而感到头晕。冬季,很多人为了保暖,喜欢戴棉质厚实的口罩,对此一定要定时全面清洗,因为棉质口罩更易滋生细菌。

2. 冬季外出尽量别骑车

雾霾天可以暂停晨练,如果要锻炼,尽量选择在10：00—14：00进行。同时,要多喝水,不吸烟并远离"二手烟",减轻肺、肝等器官的负担。习惯骑单车、电动车上班或出门办事的人,应尽量避开早晚交通拥挤的高峰时段骑车,或者改乘公交车。因为汽车尾气里有很多没有完全燃烧的化学成分,会随着细小颗粒在空气中飘浮。当你骑单车或电动车时,肺就会吸入大量这类有害物质。

3. 进入室内必做三件事

进入室内要进行自我清理,方法很简单:洗脸、漱口、清理鼻腔。洗脸最好用温水,可以将附着在皮肤上的颗粒有效清洁干净;漱口的目的是清除附着在口腔的脏东西;最关键的是清理鼻腔。清理鼻腔时,一定要轻轻吸水,避免呛咳。家长在给儿童清理鼻腔时,可以用干净棉签蘸水,反复清洗。回家后要脱去身上的衣物,换上家居服,避免附着在衣物上的细小颗粒污染室内空气。

4. 呼吸道患者要少出门

雾霾天气，减少出门是自我保护最有效的办法，尤其是患有心脑血管、呼吸系统疾病的人群，更是要尽量少出门。

5. 雾霾天尽量不要开窗

在雾霾严重的情况下尽量不要开窗；确实需要开窗透气的话，应尽量避开在早晚空气污染的高峰时段开窗，此时可以将窗户打开一条缝隙通风，不让风直接吹进来，通风时间以每次半小时至一小时为宜。

6. 饮食调养

据文献记载，桐桔梗茶有清火滤肺尘的功能，可以明显增强肺泡排出有毒颗粒物的能力，有效协助人体排出空气中飘浮的颗粒物（PM2.5）及其他有害物质，因此可多喝桐桔梗茶、桐参茶、桐桔梗颗粒、桔梗汤等。另外可多食新鲜的瓜果蔬菜，少食刺激辛辣的食物。慢阻肺患者外出时可以多带一定剂量的药在身边以备不时之需。

胸腔积液患者的日常护理

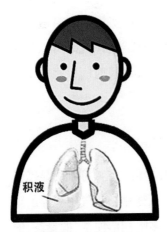

胸腔积液患者日常护理

何谓胸腔积液？其实人体胸膜腔内本身就有5～15 mL的胸液，胸膜腔内每天共有500～1 000 mL的液体形成与被人体吸收，而胸腔积液是由于某种原因使胸膜腔内液体生成增多或吸收减少，于是就产生了胸腔积液。临床上，如患有胸腔积液，常伴有发热胸闷的症状；情况比较严重的话，可能会导致呼吸困难和心悸。因此对于胸腔积液患者，了解相关知识是很有必要的。

1.胸腔积液的症状

（1）咳嗽。常为干咳，伴胸部刺痛、咳嗽或深呼吸时胸痛加剧。

（2）呼吸困难。少量积液时该症状不明显，或略感胸闷；大量积液时明显感觉呼吸困难，而此时胸痛可趋缓。

（3）体征。少量积液时听诊可闻及胸膜摩擦音；典型的积液体征患侧胸廓饱满，呼吸运动减弱，叩诊浊音、语颤及呼吸音减弱或消失；中量积液在叩诊浊音界的上缘有时可闻及支气管呼吸音；大量积液时气管可向健侧移位。

2. 胸腔置管目的

（1）抽取胸腔积液送检，以明确胸腔积液性质，有助于诊断。

（2）排除胸腔积液和积气，以缓解压迫症状，避免胸膜粘连增厚。

（3）胸腔内注射药物，辅助治疗。

（4）穿刺后应取平卧位或半卧位休息，如出现胸闷、心悸等症状应及时告知医务人员，还应注意观察穿刺点有无渗血或液体漏出。

（5）胸腔注药患者注药后应稍微活动，以便药物在胸腔内混匀，并告知患者如出现发热、胸痛等症状应及时告知医务人员。

3. 胸腔积液患者日常护理

（1）患者在明确诊断及病因后，可根据积液量的多少，病情急缓情况来确定治疗方案，胸腔积液少的话可使用药物吸收，临床上对胸腔积液多的患者可采取引流或胸腔抽液的治疗方法。

（2）胸腔积液患者的饮食护理。应该多准备高蛋白的固体食物，以及新鲜的蔬菜和一些时令的水果，在烹饪菜肴时不可过于油腻，清淡的饮食对患者有很大的帮助。可以在患者的食物中加一些小装饰来刺激患者的感官，增加患者的胃液分泌，这样能让患者更好地吸收营养。

（3）在患者日常护理中应积极防治基础病。胸腔积液为胸部或全身疾患的一部分，因此积极防治基础病是预防本病的关键。

（4）增强体质，提高抗病能力。积极参加各种适宜的体育锻炼，如打太极拳、太极剑、练气功等，以增强体质，提高抗病能力。

（5）注意生活调适。胸腔积液患者居住地要保持干燥，避免湿邪侵袭，患病后应及时治疗，避风寒，慎起居，怡情志，以臻早日康复。

真实案例让你了解"肺动脉高压"

　　董家伟,男,25岁。患者半年前出现活动后胸闷、气促,伴干咳,没有其他的不适症状,因此也未予重视。1个月前症状加重,爬到2楼就感觉明显气促,后到上海某医院检查,N端前脑钠肽(NT-proBNP)8 186 pg/mL,血清肌酐

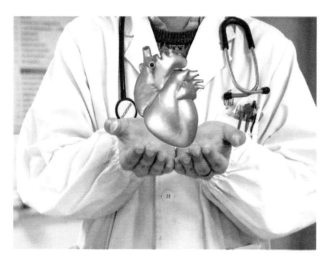

"美小护"带你了解"肺动脉高压"

及肌钙蛋白升高。心脏彩超检查示：估测肺动脉收缩压为80 mmHg(毫米汞柱)，每天2次口服靶向药物治疗，感觉活动后胸闷、气促并无缓解。2周前又感觉快走几步或缓慢步行300米左右就出现气促，并且双下肢水肿，且水肿逐渐加重。经人推荐到上海市肺科医院做肺循环科检查。经诊断为"肺动脉高压"。

1. 什么是肺动脉高压?

肺动脉高压(pulmonary arterial hypertensin)是一种由于肺血管阻力病理性增高，并最终导致右心衰竭的综合征。右心衰竭是所有类型肺动脉高压患者致残、致死的重要原因。从血液动力学角度看，其诊断标准是：在海平面水平状态下，静息时右心导管测得平均肺动脉压(mPAP)肺动脉收缩压 > 30 mmHg(1 mmHg=0.133 kPa)和(或)≥ 25 mmHg，或者运动时肺动脉平均压 > 30 mmHg，同时心输出量减少或正常，并且肺小动脉楔压(PAWP)≤ 15 mmHg，肺血管阻力(PVP) > 3Wood单位。

2. 肺动脉高压有哪些症状?

肺动脉高压早期无自觉症状或仅出现基础疾病的临床症状，随肺动脉压力升高会出现一些非特异性症状，如劳力性呼吸困难、活动后乏力、气短，晕厥、胸痛、咳嗽、咯血、发绀、水肿和腹胀等。

3. 肺动脉高压要如何治疗呢?

(1)坚持每天定时进食、服药、活动、睡觉。应进食低热量、低盐、低脂和易消化的食物，以清淡为主，少食多餐，切忌过饱。忌食用各种咸菜、豆制品、腌制食品（因含有钠盐）等。保持大便通畅，切记排便时不能努挣，以免发生猝死。

（2）家庭氧疗：家庭氧疗主要用于纠正缺氧，提高动脉血氧分压和氧饱和度的水平，促进代谢。血液中的氧含量降低可加重肺动脉高压，从而加重心脏的工作负担。所以氧疗可以使患者的体力和大脑功能得到改善，因此应坚持长期氧疗，氧流量为 2～3 L/min，时间不少于 6 小时。

（3）服用药物应遵医嘱定时定量，不能随意停药、加量或减量。服用特殊药物如地高辛时，观察有无色觉异常、恶心、呕吐、腹胀以及视力模糊或"黄视"等；氯化钾缓释片应整片吞服，不能咬碎，饭后服用；靶向药物，尽量分量均匀，保证剂量的准确性；使用利尿剂要定期监测血钾，使其维持在正常水平。

（4）无论是患者，家属或者普通人，面对肺动脉高压时都别用不自在或异样的目光看待"水肿""蓝嘴唇""走两步就喘"。除了关心和爱护，肺动脉高压的患者更需要的是他人平等待人的目光。

肺栓塞就在你身边

　　长期卧床的患者，当发现下肢肿胀，而且感到疼痛难以忍受，千万要小心，因为可能是下肢深静脉血栓造成的。很多患者并不在意，猛地一起身，"咣"的一声，栽倒在地上，导致生命危险。肿瘤患者因血液高凝状态，极易发生肺栓塞。

　　以下为静脉血栓高发人群：年龄大于40岁的且经历过大中型手术的患者；恶性肿瘤患者；各种原因引起卧床及肢体偏瘫的患者；年龄偏大伴高血压、糖尿病和动脉粥样硬化的患者。

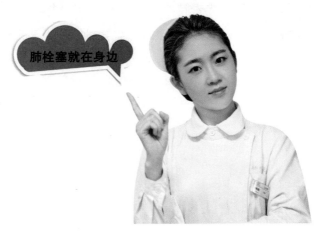

"美小护"语录：肺栓塞就在你身边

　　常可采用的预防措施如下：戒烟，控制基础疾病；偏瘫患者避免患侧输液；尽量避免下肢输液；尽量避免静脉注射等对血管有刺激性的治疗方式；避免在同一条静脉进行多次穿刺；高危人群术后应采用常规抗凝治疗；抬高下肢，尽早活动，促进静脉血液回流；对大手术后的患者，应抬高下肢20°～30°角，下肢远端高于近端，尽量避免膝下垫枕，过度屈腿，影响静脉回流。鼓励患者深呼吸及咳嗽。对高危因素或高凝状态的患者，最有效的预防方法是增加活动量。

　　一旦发生下肢深静脉血栓，最常用的辅助检查手段就是测定血浆D-二聚体和进行多普勒超声检查，这两者是确诊静脉血栓的"金标准"！一旦确诊有静脉血栓，就要请血管外科医师来评估严重程度。在允许的情况下尽早应用抗凝药物。抗凝药物可抑制血栓蔓延，有利于血栓自溶和再通，从而减轻症状。除了抗凝药物治疗，还可以选择溶栓治疗、手术取栓以及下腔静脉滤器置入等。

　　下面再介绍在家庭护理中长期可使用的两种预防静脉血栓再次形成的方法：

　　间歇性腿部充气压迫法：在患者手术或卧床时，用充气带绑缚患者小腿，间歇充气压迫小腿肌肉，能使下肢静脉血流速度加快，从而起到预防血栓形成的作用。此法尤其适合禁忌抗凝治疗的患者，但对下肢缺血的患者应慎用。

　　阶梯压差性弹力袜：穿有阶梯压差的弹力袜，对预防下肢深静脉血栓也有一定的作用，其原理尚不清楚，可能与其加速下肢静脉回流有关。由于方法简便、安全，适用于有轻度血栓形成倾向的患者,或配合其他预防措施,提高预防的有效性;与间歇性充气压迫法一样,下肢缺血的患者应慎用。

在此向大家呼吁一下,静脉栓塞虽然来势凶险,但还是可防可治的。在日常生活中,要多喝水,多锻炼,久卧时候动动腿,让这个"杀手"对患者再无可乘之机。

激素，你会吸吗？

临床用于治疗慢阻肺和哮喘等疾病的吸入激素是一种局部抗炎活性强的激素，临床又多称表面激素。常见的肺部吸入激素药物有沙美特罗替卡松气雾剂（舒利迭）、布地奈德福莫特罗（信必可都保）、沙丁胺醇（万托林）等。吸入激素疗法的最大优点，是药物可以直接作用于病变部位，不良反应较静脉激素治疗少。

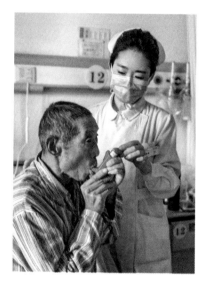

"美小护"示范激素吸法

正确的吸入方式是：在吸入药物之前先摇均匀，先尽可能呼出肺内空气，后吸入药物同时深呼吸，然后屏气，使药物尽可能达到支气管的深部发挥作用，再慢慢呼气；用药之后应立即漱口以除去留在口腔中的激素，防止长期应用引起霉菌感染，故在使用药前后均须注意口腔清洁，用温水或漱口液漱口。其中缓慢、用力地吸气和吸气结束后的屏气是十分重要的。如果做得不好，会影响吸入下呼吸道和肺部药物的剂量，自然就会影响临床的疗效。所以对吸入装置和吸入操作的掌握也是十分重要的。

不同激素具有不同的药理作用，其治疗效果和用药反应也不同。如皮质激素具有较强的抗感染作用，但起效有一个过程，一般需要5～7天在气道炎症逐渐控制后哮喘才会逐步好转，起到治本作用。应用激素药物的剂量可根据病情严重程度给予阶梯式治疗。

要想用好吸入型激素药，还需要了解一些事项。首先，发作时不可以使用吸入型激素药。如果此时使用激素药，有可能会刺激呼吸道，反而加速发作。更重要的一点是要严格按照医师的指示，每天规范用药。

吸入型激素药与口服及注射的激素药不同，不会马上见效。要想实际体会抗感染的效果，至少需要几天的时间。使用初期，因为效果不明显就判断药物无效，贸然终止使用，必然不能获得疗效。当然，也不能因为有了好转就自行停止用药。有些激素药在炎症消除后是可以根据症状改善的程度减少用量的，但难保炎症不会再次复发。建议在症状减轻后可适当减少药量，但不可以完全不用。医师要通过问诊和测量最大呼气流量等检查患者的状况，做出用药指导。患者则应按照医师指示慎重减少药量。

另外，吸入型激素药并不是用量越多，效果就越好。用药量在每天1 600微克以下时，效果会随着用药量的增加而增强，但超过了这个剂量，并不能产生更好的效果，没效果还在其次，大量使用,若产生不良反应,则适得其反。

吸入激素对受体的亲和力高,局部抗感染活性高,肺的摄取和存储较高,又能快速消除炎症。要想达到良好的治疗效果,遵守规范的用药和使用方法是最重要的。

体位引流助你顺畅呼吸

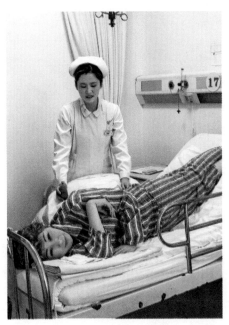

"美小护"示范体位引流

体位引流是指根据患者肺部病变部位,将其安置于适当的体位,利用重力作用促使呼吸道分泌物流入气管、支气管以排出体外的方法。体位引流可以提高氧含水平,改善患者肺功能情况,帮助患者排痰和呼吸。

体位引流可用于慢性支气管炎、支气管扩张,肺囊肿等有大量痰液而排痰不畅者。慢性阻塞性肺疾病,尤其是慢性气管炎和支气管扩张,肺部深处的黏液,单靠咳嗽不能排出,支气管可减少痰液在肺内及气管的大量蓄积。采用体位引流法可以保持气道通畅,利于支气管纤毛功能的恢复,对于阻塞性气道疾病的良性转归很有好处。为患者安排合理舒适的体位及采取有效的排痰方法是慢性阻塞性肺疾病的重要护理措施,通过指导有效咳嗽,可以使患者达到自行排痰的目的,有利于提高氧疗及药物治疗的效果。

引流过程中的注意事项:

(1)体位安置:根据具体病情,帮助患者将体位调整至适合支气管引流位,可将蓄积的痰液从小气管引流到气管咳嗽中心。选择体位时需要考虑引流特定的肺叶。左右肺,各肺的上、中、下叶采取不同的体位。引流体位的选择,不仅要根据患者的病变范围,也要选择一个患者可接受的、可行体位进行引流。

(2)指导有效引流。指导患者有效咳嗽、咳痰,患者无力咳嗽时辅以背部叩击措施,提高引流效果,对痰黏稠者,引流前先遵医嘱给予生理盐水雾化吸入,并加入庆大霉素、糜蛋白酶、β_2受体激动剂(如沙丁胺醇、叔丁喘宁等)等药物,降低碳盐浓度,避免支气管痉挛。体位引流一般选择在患者饭前或进食后2小时后进行。引流结束后可以辅以自下而上的扣背,扣击的轻重程度视患者的病情情况及耐受程度而定。

(3)观察患者反应。如发现患者面色苍白、发绀、心悸、呼吸困难、出汗、体力不支及咯血等异常情况,应当停止引流。行体位引流的患者应在操作前多饮水,保证充足的休息和睡眠。

(4)引流后注意观察患者痰液的色、质、量、气味,复查生命体征和肺部呼吸音、啰音的变化。

针对肺部疾病的体位引流可以提高患者血氧水平,改善呼吸肌力和效力,产生咳嗽反射,对于慢性支气管炎、支气管扩张、肺囊肿等有大量痰液而排痰不畅的患者是一种重要的治疗方法。在平时的操作中应当采用正确的体位,并做到有效引流以达到最好的治疗效果。

呼吸道急救知多少？

很多人对呼吸道疾病并不是很重视，认为只是咳嗽几声的事，对于呼吸道疾病所出现的紧急症状更不知如何应对。美小护就向大家介绍一些常用的呼吸道疾病急救知识。

1. 急救症状：呼吸衰竭

很多慢性阻塞性肺病的患者常常伴有 II 型呼吸衰竭，也就是我们常说的二氧化碳潴留。一般早期表现为神志淡漠、嗜睡、

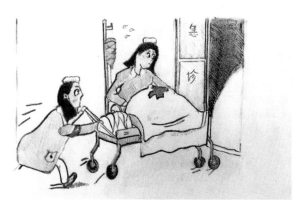

"美小护"示范呼吸道急救

胡言乱语等。对于有相关基础疾病的患者来说，家属应密切观察其日常表现，一旦有上述症状出现，应高度警惕引发肺性脑病的可能。

另外还有一个比较简明但鲜为人知的判断方法，就是观察患者的眼睛。我们常说眼睛是心灵的窗户，眼睛也是一个反映机体状况的重要窗口。临床上，在二氧化碳潴留的患者中，往往能够发现他们的眼结膜充血水肿，眼睛经常泪蒙蒙、水汪汪的。患者如果出现这样的情况，很大可能提示为Ⅱ型呼吸衰竭，建议及早到医院就诊。

最后需要提醒慢阻肺患者的是，如果家中备有氧气，应注意将氧气的流量控制在2～3升/每分钟以内。因为大流量的吸氧反而会抑制呼吸中枢，减少通气，加重病情。

2. 急救症状：咯血

不少人对咯血都会表现得比较紧张，总是想尽办法忍住，不让自己把血咳出来，其实这恰恰是一个误区。对于吐出的血，我们首先要判断血是从消化道来的，还是从呼吸道来的。一般从消化道吐出的血为咖啡色，患者常伴有恶心、呕吐、腹痛等症状。而呼吸道咯出的血大多是鲜红色的，患者常伴有咳嗽、咳痰等症状，一些急性大出血，有时血液还可能从鼻腔喷出。

出现咯血后，患者一定要保持镇静，切忌慌张，努力地咳出每一口血，以保持呼吸道通畅。如果背道而驰，克制不咳，就会使血块在气管内积聚，堵塞气管，造成严重的后果。之后患者应尽快到就近的医院采取止血治疗，如果出血量大者，建议呼叫

"120"救护车进行救护。

对于出现咯血的患者来说,在日常生活中还需要有几点注意:首先,做事不要太过用力,包括大便时也不要努挣排便;其次是饮食要注意偏凉,滚烫的食物往往会加重出血。

3. 急救症状:气胸

通俗地讲,气胸就是肺破了,气体流动到胸腔内压缩了部分肺脏所引起的不适。气胸往往发生在体型高瘦的或者有肺气肿、肺大疱等疾病的患者身上。在剧烈运动、搬运重物、情绪激动后出现突发的单侧胸痛、胸闷等症状时,很可能就是气胸已经出现。

一旦患者出现上述症状后,应立刻停止目前的活动,平静休息片刻,随后立即到就近的医院就诊。通过胸片X线检查可以得到明确诊断。少量的气胸可以多加观察,不用做处理。大量的气胸需要胸腔插管引流,必要时还需要手术治疗,但有一种情况需要特别引起注意,那就是气胸发作的时候还伴有乏力、头晕、心悸等症状,这时要高度怀疑有胸腔出血的可能,需要立即进行手术治疗。

高度警惕冬季杀手

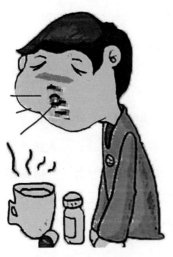

冬季须预防呼吸道疾病

每当天气转冷，人们户外活动及体育运动减少，抵抗力下降，加上家里常常门窗紧闭，室内空气不流通，有利于病原微生物的滋生繁殖。如果不注意预防，很容易被冬季"杀手"盯上，这些"杀手"就是各种呼吸道疾病。冬季常见的呼吸道传染病有普通感冒、流行性感冒、麻疹、水痘、风疹、腮腺炎等，主要通过空气和飞沫传播。

预防感染需要做到如下几点。

1. 保持室内卫生

寒冷的冬季，室内空气常常要比室外污染严重，长时间不通风得不到阳光的照射，就容易滋生细菌和病毒。长时间呼吸这种被污染的空气，人体就容易感染上呼吸道疾病，如咳嗽、胸闷、气管炎等。因此，即使在寒冷的冬季也应注意常开窗户通风换气。同时也可以采用食醋蒸熏等方式对室内进行消毒。

2. 加强锻炼，提高免疫力

除了保持环境卫生外，预防呼吸道疾病还应从增强体质、提高自身免疫力入手。年轻人可以尝试一些有氧运动，如慢跑、打拳、做操等都是不错的方法，不管采用哪种方法锻炼都应该循序渐进、持之以恒。冬季锻炼以室内为宜，室外锻炼最好是在日出以后，空气质量较好的时候。同时，锻炼应注意量力而行，避免过度疲劳，注意补充水分，减少辛辣等刺激性食物的摄入，多补充蔬果和维生素。老年人在运动健体的同时，要做好自身关节的保护。运动出汗后不要立即洗澡或者脱衣，以免过大的温差招致感冒。

3. 注意饮食

冬季除了要进行适当滋补外，还应增加有利清肺润肺、滋阴润燥食物的摄取，梨子、百合、银耳、莲子、老鸭、猪血等，都有润燥滋阴、清肺润肺作用，都是不错的选择。

4. 外出防护

遭遇雾霾天气或去一些人口密集的场所，最好戴上口罩。选择口罩时，不一定要选择昂贵的棉质口罩。棉质口罩虽然可以御寒，但也容易累积细菌，应注意及时清洗；一次性口罩，则可根据自己的工作环境或自身抵抗力而选择。尽量少在商城、影院、集市等人多的场所停留。注意保持良好的个人卫生习惯,经常洗脸、清洗鼻腔,以减少细菌、灰尘在呼吸道内的存留并勤洗手,不用手挖鼻孔。

5. 个人习惯

不要为了风度忘了温度。注意保暖,关注气温变化,及时增添衣物,把易寒的脚踝、脖子和肚子保护起来。想要增强耐寒能力,可以坚持早晨冷水洗脸,睡前热水泡脚,这些都是很好的预防呼吸道疾病的方法。

6. 及时治疗

一旦出现发热、咳嗽、流鼻涕、呼吸困难、气短等呼吸道疾病症状时,切莫贪懒,也不要自行吃药,应及时就诊和治疗。如果周围的人出现这样的情况,要注意防护。如果是免疫力低或易感人群,可以去打疫苗或增强抵抗力的针剂。

步行六分钟测得心肺功能

何谓六分钟步行试验,为什么不是七分钟、八分钟呢?六分钟步行试验有什么意义呢?它的作用是什么?这些问题让美小护来给你一一解答吧!

六分钟步行试验是一项无创检查运动试验,方法简单易行:不需要任何运动设施,也不需要训练和运动技术,只需在平坦的地面画出一段长达30.5米的直线,有条件者可

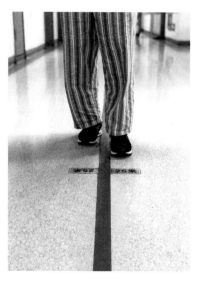

六分钟步行试验示意图

长达50米,两端各放置一个椅子作为标志,并且每隔3米也要做一个标志。让被试者处在安静而不被干扰的环境中,在画好的直线上往返走动,大多数被试者在此试验中不能达到最大的运动量,被试者可以选择他们自己的运动强度,行走时可以随时停止或休息片刻再次行走。在旁监测的人员每2分钟报时一次,并记

录被试者可能发生的气促、胸痛等不适情况。若被试者体力不支暂时休息或中止试验，也应详细记录。6分钟后试验结束，监测者可根据被试者试验前后的血压、脉搏、血氧饱和度，对呼吸困难指数进行评分，统计被试者步行距离进行结果评估，计算其步行距离。

美国较早进行这项试验的专家将被试者步行的距离划为4个等级：1级少于300米，2级为300～374.9米，3级为375～449.5米，4级超过450米。级别越低，心肺功能越差。达到3级与4级者，可以说心肺功能接近或已达到正常。若6分钟步行距离＜150米，表明为重度心功能不全；150～425米为中度；426～550米为轻度心功能不全。

六分钟步行试验绝对禁忌证为：① 不稳定心绞痛患者；② 急性心肌梗死患者；③ 肺栓塞患者。

相对禁忌证：① 静息状态心率大于120次/分者；② 高血压大于180 mmHg/100 mmHg者；③ 平时需要持续吸氧者。

六分钟步行试验中止症状：① 胸痛；② 难以忍受的呼吸困难；③ 下肢肌肉痉挛；④ 行走步态不稳、左右摇摆、步履蹒跚；⑤ 冒虚汗；⑥ 面色苍白、灰暗、青紫；⑦ 患者无法接受。

六分钟步行试验过程中，可以没有医师在场，但需要备有相应的急救设备和仪器，以及掌握心肺复苏操作的医护人员在场。选择进行试验的场所必须具备应付急性情况的能力。据文献及各项资料显示，目前国内外在进行六分钟步行试验时均未发生过任何意外情况。

六分钟步行试验除可用于评估心脏的储备功能外，还可用于评价心力衰竭治疗的疗效，是评价运动能力的次极量水平的试验。六分钟步行试验可用于综合评估慢性疾病患者的运动能力，主要适用于以下疾病：① 慢性肺部疾病：慢性阻塞性肺疾病（COPD）、支气管哮喘、肺间质纤维化等；② 心血管疾病：高血压、冠心病、心肌病、肺动脉高压、心力衰竭；③ 骨骼肌肉疾病。

肿 瘤 篇

肺癌你知多少？怎样远离它？

1. 关于肺癌，你知道多少？

肺癌是发病率和病死率增长最快，对人群健康和生命威胁最大的恶性肿瘤之一。肺癌发生于支气管黏膜上皮的，也称支气管肺癌。一般所说的肺癌是指肺实质部的癌症，通常不包含其他肋膜起源的中胚层肿瘤，或者其他恶性肿瘤如类癌、恶性淋巴瘤，或是转移自其他部位的肿瘤。肺癌占肺实质恶性肿瘤

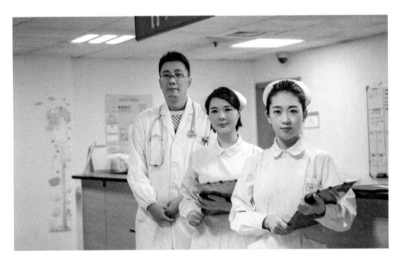

"美小护"的肺癌常识课

的90%～95%。根据世界卫生组织的数据,肺癌目前是全世界病死率最高的癌症,约占全部恶性肿瘤的19%。全世界每年的新增病例超过120万。在男性中,因癌症致死的病例中,肺癌位居首位,在女性中,仅次于乳腺癌居第2位。男女患病率之比为2.3∶1。目前,中国肺癌病死率为40.57/10万。

2. 肺癌当前,你能认识它吗?(肺癌的常见症状)

肺癌患者在早期并没有什么特殊症状,一般只出现呼吸系统疾病所共有的症状,如咳嗽、痰血、低热、胸痛、气闷等,因此很容易被忽视。

(1)咳嗽:肺癌因长在支气管肺组织上,通常会产生呼吸道刺激症状而发生刺激性咳嗽,一般还伴有明显的鼻塞、咳痰、喘气等呼吸道感染表现。

(2)低热:低热为肺癌早期症状,用药后可暂时好转,但很快又会复发,可能是肿瘤堵住支气管后往往有阻塞性肺炎所致。

(3)胸部胀痛:肺癌早期胸痛较轻,主要表现为闷痛、隐痛,部位不一定,与呼吸的关系也不明确。如持续性胀痛则说明癌症有累及胸膜的可能。

(4)痰中带血:肿瘤炎症致坏死、毛细血管破损时会有少量出血,往往与痰混合在一起,呈间歇或断续出现。很多肺癌患者就是因出现痰血而到医院就诊的。

3. 肺癌并非绝症,让我们来战胜它(如何治疗)

(1)手术切除,适合于大部分的早期肺癌患者。目前为止,手术切除是唯一有确切证据证明可以治愈肺癌的手段。

（2）化疗适用于大部分晚期患者或者作为辅助治疗方法用于术后。

（3）放疗适用于局部晚期或者用作姑息、辅助疗法。

（4）分子靶向治疗和免疫治疗。

（5）中医中药治疗的功效还有待进一步证实和量化。

此外还有支持治疗和对症治疗。如输入营养液，以提高患者的生活质量，有时候支持治疗可以让患者与瘤共存更长时间。在选择治疗方法的时候要记住，能早期手术的一定要手术。

4. 怎样让肺癌离你远远的？（肺癌的预防）

（1）戒烟：每天抽一包烟等于在自残，戒烟越早，患肺癌危险越低；同时应避免被动吸烟，远离吸烟环境；吸烟者也应为他人着想，主动自觉控烟，不在公共场所吸烟。

（2）远离放射物质：在有毒有害环境下作业时，应做好防护措施，减小职业危害；改善工作场所的通风环境，减少空气中的有害物质浓度，改造生产流程，减少有害物质的产生。在粉尘污染的环境中工作者，应戴好口罩或其他防护面具以减少有害物质的吸入。此外，应远离放射物质。

（3）营养均衡：蔬菜、水果中富含胡萝卜素、维生素C、维生素E、叶酸等营养元素，有利肺部健康，应适当多吃；大蒜、海产品、谷物、蘑菇、芝麻、蛋类等富含硒元素，有防癌、抗癌功效，也应适当多吃。

（4）控制饮食：尽量少吃或者不吃腌制熏制食品、烧烤食品、霉变食品、隔夜菜等致癌食物。

（5）保持规律生活：心情愉快，劳逸结合，坚持锻炼身体，增加防病抗病能力。

（6）每年进行肺部检查：要早期发现肺癌，就要增强意识，加强肺部检查。

"三理卫士"战胜病魔

多年的临床实践显示,肺癌患者的家属,可从"道理、心理、护理"三个方面,厘清思绪,调整心态,与患者、医师并肩作战,抗击病魔。

1. 道理——"不慌不忙、厘清思绪"

不轻信广告,治疗要量体裁衣。目前临床治疗肺癌的方法有手术治疗、化学治疗、放射治疗、生物治疗、中医中药治疗、热

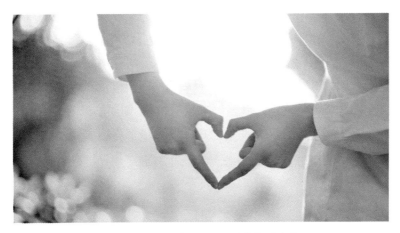

"美小护"教你做"三理卫士"战胜病魔

疗、介入等。手术治疗因为清除病灶最直接、彻底，因此一直是首选的治疗方法。小细胞肺癌是一种全身性疾病[1]，一般不进行手术。近年来，化疗技术发展迅速，应用广泛，已不再局限于晚期肺癌，而常作为全身治疗列入肺癌的综合治疗中。放疗对小细胞肺癌效果最佳，鳞状细胞癌次之，腺癌最差。

目前，肺癌的治疗提倡个体化，根据肿瘤的发生部位、病理类型、分期及患者的身体状况，医师量体裁衣，制订不同的方案。有不少患者听说哪里有治疗的偏方，不惜花重金通过朋友购买，结果不仅对疾病一点改善都没有，而且还延误治疗时机。"美小护"特别提醒，患了癌症，一定要老老实实在正规医院配合医生治疗，千万不要轻信一些广告。

2. 心理——"不急不躁、调整心态"

有相当一部分人对癌症缺乏正确的认识，一知半解，认为只要得了癌就相当于等死。还有人以为癌症有传染性。这些都是错误的想法，现在已经进入了癌症可以治疗的时代，家属可以通过网络、科普读物等了解相关知识，坚定治疗的信心。家属可根据患者的年龄、性格和文化程度决定如何向患者告知病情。对于文化层次较低的晚期患者，特别是精神比较脆弱的患者，可以采取隐瞒、安抚的办法，让患者尽可能安静地走完剩下的日子。这样不但可以使患者更好地进行治疗，也有利于建立良好的医患关

1　根据世界卫生组织（WHO）的病理学分析，肺癌分为小细胞癌、肺腺癌、鳞状上皮细胞癌和大细胞癌。

系,增加患者接受治疗的依从性。随着治疗的进行,大部分患者的病情会有转机,当出现良好转机的时候,应抓住时机,向患者逐步讲明。若遇到患者无法接受、伤心绝望甚至歇斯底里发作的时候,家属要在体谅的基础上,尽早帮助他从不良情绪中走出来。

3. 护理——"不盲不错、并肩作战"

家属要科学安排化疗患者的睡眠和饮食,保证患者每天要有足够的睡眠时间,成人一天睡眠时间不小于7小时。饮食方面,也是让家属感到颇为头痛的问题,一是担心食物会对病情有所影响;二是因化疗不良反应,患者反应大,吃不下东西。实际上,西医不讲究忌口,本着高蛋白、高热量、易消化、低脂肪的原则,注意菜肴的色、香、味搭配,力求多样化,多吃水果和蔬菜,少吃油煎类及刺激性食物就可以了。出院后,护理上要注意几个方面:一是排便、排尿的次数、量及性状,每次应注意查看;二是留置引流管的患者,要注意胸腔积液的量及性状,确保引流管通畅;三是对于术后患者伤口,为保持身体清洁可采用局部清洗的方法。患者体质较弱的,家属应协助其完成。同时要注意清洗头发及分泌物多的部位,如会阴部等。四是保持口腔清洁,除每日饭后需刷牙外,还要经常漱口。五是注意居住环境卫生、整洁及空气的新鲜。六是要保证患者充足的睡眠,生活要有规律。

化疗期间静脉炎"捣乱"怎么办？

　　患者王伯："护士，我昨天输液的部位好痛，你看，皮肤也发红了。"

　　美小护："我看看，哦，这可能发生静脉炎啦。"

　　患者王伯："那怎么办？会好吗？还能打针吗？"

　　这样的问题"美小护"们经常会听到。发生静脉炎不仅增

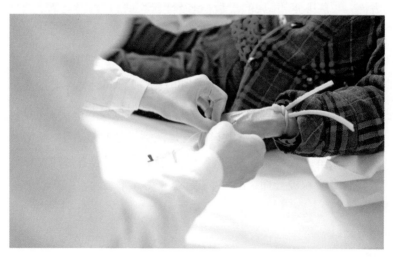

"美小护"示范静脉输液

加了患者的痛苦,同时,也给我们护理工作增加了难度,严重时甚至会发生医患纠纷。那么,我们该怎么做呢?

首先,我们要普及有关静脉炎的基本知识。静脉炎是静脉输液治疗中最常见的并发症,是因物理、化学等因素对血管内壁的刺激而导致的血管壁产生炎症,患者往往出现注射部位紧绷与红肿热病等症状,沿着注射部位的血管会产生条索状的红线,触诊时局部皮肤温度高并有发硬的感觉。

患者王伯:"怎么看静脉炎严重不严重呢?"

美小护:"'静脉炎分级标准'(美国静脉输液护理协会制定的《输液治疗实践标准(2016年修订版)》。)

0级:没有症状;

1级:静脉滴注部位发红,伴或不伴疼痛;

2级:静脉滴注部位疼痛伴发红和(或)水肿;

3级:静脉滴注部位疼痛伴发红和(或)水肿,有条索样物形成,可摸到条索样静脉;

4级:静脉滴注部位疼痛伴发红和(或)水肿,条索样物形成,可摸到直径大于2.5 cm条索样物,有脓液流出。"

患者王伯:"我回到家里该怎么办呢?能教教我吗?"

美小护:"避免静脉炎的发生关键是预防,如果不可避免地需要使用一些易致静脉炎的药物时,要尽量做好防护。一旦发生了静脉炎应积极处理,先让我来给您介绍几个适合家庭护理的小方法。

(1)芦荟联合喜辽妥软膏外敷:将新鲜芦荟清洗干净,去除周围的小刺,再将芦荟叶片冠状面对剖,取长约10 cm左右的叶片沿静脉走向将内面层外敷在穿刺点上方 2 cm 的皮肤上,并用胶布固定,每天 3 ~ 4 次。用芦荟和喜辽妥霜剂联合外敷,治疗静脉炎的效果优于单用喜辽妥霜剂外敷。芦荟具有促进血液循环、恢复血管弹性,加快受伤组织康复和愈合的作用,其芳香成分还有很好的镇痛作用。应用芦荟外敷的方法取材方便,经济有效,但部分患者使用芦荟外敷可出现皮肤红、痒、皮疹等变态反应。因此,首次外敷芦荟的患者,应先做皮肤试验,无异常情况才能够敷用。

(2)家里如果有马铃薯的话可以将马铃薯和生姜制成姜薯膏,外敷于静脉穿刺点的周围及静脉炎发生处,效果明显。且姜薯膏是膏状物,1 次配制后可使用 1 年,方便随时应用。

(3)我们还可以使用新型敷料,例如水胶体敷料(安普贴)比普通的透明敷料能更好地预防静脉炎的发生。在穿刺点部位向上沿静脉走行方向敷贴,水胶体敷料下缘距穿刺点 2 ~ 3 cm,再次消毒后用 3M 透明贴固定,其预防和治疗静脉炎的机制在于水胶体敷料的主要成分是羧甲基纤维钠,密闭的半透膜在皮肤表面形成低氧张力,刺激释放巨噬细胞及白细胞介素,促进局部血液循环,加速炎症消退,且水胶体敷料操作简单,使用方便。"

"血常规、血生化检查"
——化疗患者的风向标

    肿瘤患者及其家属在治病期间看得最多的就是各种实验室检查报告单了，其中要属血常规、血生化检查报告单最多，因为它们直接决定着化疗是否能继续。首先让我们来解读血常规检查报告，患者拿到血常规实验室检查报告单时，首先，核对基本信息，如名字、年龄、性别、病历号等；其次，看提示栏是否有提示

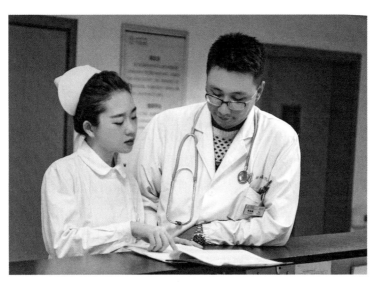

"美小护"语录：跟踪"血常规、血生化检查"指标

结果异常的符号,如标注↑(即高)或↓(即低)的项目;再次,重点关注结果中的白细胞、红细胞、血红蛋白和血小板这4项检查结果。

(1)白细胞(WBC)正常值:$(3.5 \sim 9.5) \times 10^9$/L,中性粒细胞比率:正常值50% ~ 70%,轻度偏低多无明显病理意义,淋巴细胞比率:正常值20% ~ 40%。白细胞包括中性粒细胞、淋巴细胞、单核细胞、嗜酸性粒细胞和嗜碱性粒细胞5种细胞,以上3个指标,用来判断是否发生感染。白细胞计数结果严重下降,提示机体不能抵抗细菌或病毒感染,会出现严重的肺炎,影响化疗或放疗;白细胞计数结果升高,伴随发热、咳嗽、咳痰等,可能提示出现感染,是细菌感染常用的判断指标,化放疗就要延期,白细胞的生命周期一般是13 ~ 20天,所以化疗引起的白细胞降低,半个月左右可以恢复。

(2)血红蛋白(Hb):成人女性正常值115 ~ 150 g/L,男性130 ~ 175 g/L,红细胞(RBC)数:正常值成人女性$(3.8 \sim 5.1) \times 10^{12}$/L,男性$(4.3 \sim 5.8) \times 10^{12}$/L。以上两个指标主要判断患者是否有贫血,肿瘤患者的问题大多是化疗、靶向药治疗或营养不良导致红细胞、血红蛋白降低,导致贫血,缺铁、缺维生素B_{12}、缺叶酸都是造成贫血的原因,红细胞生命周期一般是80 ~ 120天,所以,补血是个长期过程,不如白细胞或者血小板恢复得快。

(3)血小板(PLT):正常值$(125 \sim 350) \times 10^9$/L。肿瘤患者本身容易是高凝状态,血小板偏高,有血栓的风险,血小板偏低,则有出血的风险。血小板的生命周期一般是7 ~ 14天,所以化疗引起的血小板低下,一般情况下半个月左右也能恢复。

其次让我们来解读血生化检查报告。血生化检查主要包括肝功能、肾功能、电解质、血糖、血脂、心肌酶谱等检查内容,血生化检查项目因各个医院开展新项目的能力和临床使用能力不同而不同,一般包括:肝功能(9 ~ 15项)、肾功能(2 ~ 6项)、血糖(1项)、血脂(4 ~ 6项)、电解质(5 ~ 7项)、心肌酶谱分析(4 ~ 5项)和各种特种蛋白定量等。当您拿到生化检验报告结果时,可以首先看看计算机已经帮您作出的判断结果。若无任何标记,表示这些检验的结果正常。如果某项标有"↑"或"↓",您可将结果与参考范围比较一下,看看升高或降低的程度,然后将结果带给医师看看,他会给予您治疗意见的。最后还要提醒的就是,即使检验报告正常,仍有必要去看医生。

血生化检查常见内容如下:

(1)血糖:正常值为3.8 ~ 5.9 mmol/L,对于糖尿病的诊断和治疗效果有一定意义。

(2)丙氨酸氨基转移酶(ALT):正常值为0 ~ 72 U/L,对肝胆疾病的诊断及病情变化的观察有意义。

(3)天冬氨酸氨基转移酶(AST):正常值为0 ~ 59 U/L,急性心肌梗死时升高、肝病及其他脏器炎症也会增高。

(4)γ-谷氨酰转肽酶:正常值为0 ~ 58 IU/L,肝胆系统病变,特别是肝癌时明显增高。

(5)肌酐:正常值为71 ~ 133 μmol/L,对急慢性肾炎的诊断和预后有重要意义。

(6)尿酸:正常值为208 ~ 506 μmol/L,增高多见于痛风、急性及慢性肾炎、白血病、多发性骨髓瘤等。

（7）钾：正常值为3.5～5.1 mmol/L，可用于判断电解质及酸碱平衡情况。

（8）钙：正常值为2.1～2.55 mmol/L，对判定甲状旁腺功能，维生素D缺乏症，骨肿瘤、多发骨髓瘤有意义。

（9）总蛋白：正常值为63～82 g/L；白蛋白：正常值为35～50 g/L，判断总蛋白及白蛋白可了解体内蛋白代谢情况，对肝肾功能损害、多发性骨髓瘤等有一定诊断、鉴别诊断意义。

"血常规、血生化"检查是化疗患者风向标，密切观察、维持它们的正常，化疗才能继续，病情才能得到控制！

化疗进行时，血糖我要"管住你"

　　肺癌患者中，合并糖尿病的患者还是很多的。在化疗过程中，应将血糖控制好，血糖控制得不好，将直接影响化疗进程。一般医师都会根据患者自身的血糖值，在补液过程中添加降糖药物，因此血糖值的监测，就显得极为重要。在测血糖过程中，大家往往会遇到很多小问题，那就让我们一起来学习，揭开其中的小秘密以帮助我们更好地进行自我监测！

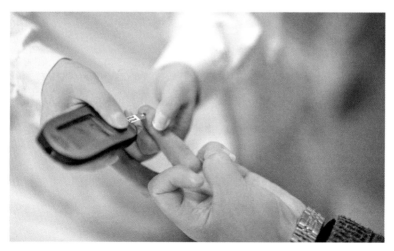

"美小护"示范测血糖

问：测血糖应用哪种消毒液？

答：无论是在家庭或者医院，我们都用酒精棉球进行擦拭，但是很多患者都不知道，一定要等酒精完全挥发后才能测试！在酒精未完全挥发时去测量，所测得的值都会有所偏差，那是因为未挥发的酒精会与试纸上的化学物质产生反应，从而导致测得的血糖值不准确，并且在酒精完全挥发前进针会增加疼痛感。根据最新文献研究，葡萄糖酸氯己定消毒液可以代替酒精消毒液进行皮肤消毒。但是不能用聚维酮碘（碘伏），因为聚维酮碘中的碘可以与血糖试纸中的酶发生反应，也可能产生化学反应以及干扰试纸的颜色变化而影响血糖值。

问：采血过程中，可以挤血吗？

答：很多患者喜欢在测血糖之前，按摩并挤压手指，其实完全不需要，自然流出的血才能保证血糖测量的准确性。如果血自然流出比较缓慢时，只可以从掌根向指间挤出，不可以挤压针尖针扎处。

问：血样究竟要多少呢？

答：像绿豆大小就可以了。因为如果血样过少，会导致测试失败或者测试值偏低，需要重新再测一次，这会进一步增加患者痛苦；血样过多，溢出测试区也会影响测试结果。

问：如果血样没有一次覆盖试纸，可以再加血样吗？

答：不可以。因为测试片会以虹吸原理自动吸血，不可以用测试片刮血。

问：如果没有及时使用测试纸，可以下次再用吗？

答：不可以。测试纸应在取出后5分钟之内完成测试。取出后应及时盖好包装瓶,防止灰尘沾染和潮湿,也不应用手指碰触测试区,它会污染测试区。一旦测试纸变质,将会严重影响检测结果。

问:测完血糖后要按压多久?

答:采血后应按压穿刺部位10秒钟。

问:究竟应该什么时候监测血糖呢?

答:监测宜在空腹和餐后2小时。

空腹血糖:指隔夜空腹8小时以上、早餐前采血测定的血糖值。中、晚餐前测定的血糖不能叫空腹血糖。空腹血糖值:4.0 ～ 7.8 mmol/L;

餐后两小时血糖:指早、中、晚餐后两小时测得的血糖值。餐后2小时血糖值:6.0 ～ 10.0 mmol/L。

问:频繁测血糖,怎么来保护皮肤呢?

答:采血部位要交替轮换,不要长期刺扎一个地方,最好是在手指侧边,此处疼痛较轻,而且血量足。一般在家里可以用芦荟胶涂抹以保护皮肤。

问:指间测血糖和静脉测血糖究竟有区别吗?

答:静脉血测血糖结果要准确一点,但是血糖测试出报告时间慢些,且创伤大,不方便;指尖血糖出结果时间快,创伤小,方法简单。它们都是糖尿病血糖监测的有效方法,所以各有利弊,无须过多纠结。

问:糖尿病患者究竟能吃什么水果呢?

答:医师一般都会交代不要多吃水果,而肺癌合并糖尿病的患者常常不敢多吃,生怕自己的血糖值过高,影响化疗。其实病情稳定,可以选用含糖量低、味道酸甜的水果:如柚子、橙子、樱桃;对于一些血糖高、病情不稳定的患者只能选用含糖量在5%以下的蔬菜、水果,如苹果、生梨、草莓、西红柿、黄瓜等。

控糖是一场与自身机体平衡的持久战,什么能吃,什么不能吃,以前吃了没事,也不代表以后吃了没事。所以最好的方式是随时记录身体指标的变化,定时监控血糖变化,将血糖管理生活化。

预防化疗所致恶心、呕吐，
从细节做起

1. 什么是恶心、呕吐

　　恶心为上腹部不适，紧迫欲吐的感觉，是指患者试图将胃内容物经咽喉及会厌吐出的强烈愿望。呕吐是通过胃的强烈收缩，迫使胃或小肠的内容物经食管、口腔而排出体外的过程。

2. 化疗所致恶心呕吐的危害

　　呕吐对患者的情感和体力功能都会产生明显的负面影响，

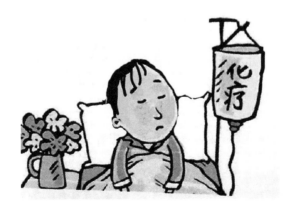

化疗示意图

可能造成患者生活质量下降、治疗依从性降低、代谢紊乱、营养失调、体重减轻、产生对化疗的恐惧感等,严重时甚至不得不减量治疗,甚至终止抗肿瘤治疗,这难免会影响疗效。

3. 化疗所致恶心呕吐是怎样发生的?

化疗药物在杀死癌细胞同时,也对正常细胞产生毒性,尤其是胃肠道细胞更新速度相对较快,与肿瘤细胞快速分化特点相似,对化疗药物作用非常敏感,因此胃肠毒性(恶心呕吐)是化疗最常见的不良反应之一。

4. 应该如何预防化疗引起的恶心和呕吐?

患者往往需要接受多个疗程的化疗,如果不进行预防性止吐治疗,很可能在第一个疗程就出现恶心呕吐,这种经历会使他对后续疗程产生恐惧。在下次化疗时患者可能会出现焦虑、抑郁、情绪不良等状况,这些状况会进一步加重恶心呕吐症状。

积极合理地预防和处理肿瘤治疗相关的恶心呕吐,将为肿瘤治疗的顺利进行提供保障。而化疗引起的恶心呕吐的治疗应以预防为主。

5. 除了药物治疗,哪些生活方式可改变?

注意调整食物的色、香、味,帮助患者选择营养丰富和清淡、易消化的食物。

"五忌":

(1)减少甜、腻、辣、炸、烤或高脂肪食物的摄入。

（2）忌酒精摄入。

（3）忌有浓烈气味的食物，如臭豆腐、奶酪等。

（4）忌某些含5-羟色胺（5-HT）丰富的食物，如香蕉、核桃、茄子等。

（5）忌餐后立即躺下，以免食物反流引起的恶心。

"四要"：

（1）要少食多餐，灵活掌握进食时间，每日可5～6餐。

（2）要选择碱性或固体食物，可于化疗前吃一点饼干或烤面包等，干且温和的食物（若感到口腔咽喉疼痛或者口干，可不吃这些东西）。

（3）要限制餐前或餐后1小时的饮水量。

（4）要多吃薄荷类食物及冷食。鼓励喝冷的、干净的饮料。

避免暴露引起患者感到恶心的气味（如烟味等），保持房间空气流通，创造舒适的休息环境。

饭后坐在椅子上休息，想躺下休息，请尽量在饭后2小时卧床休息。

感到恶心时，可慢慢地做深呼吸。

多与朋友、家人聊天，听音乐、看电影/电视，分散对不适感的注意力。

对化疗时常感到恶心的患者，至少在化疗前1～2小时不要吃东西。

将化疗不良反应"吃"在摇篮里

患者在化疗期间都有恶心、呕吐、便秘等不良反应，在饮食调护上可结合中医膳食调护方法。对有湿热瘀毒的患者，在饮食中加用清热解毒食物，如生梨汁、绿豆汤、百合汤等；对气血两亏患者，应注意补充动物肝脏、肉类蛋白、黑芝麻等有益补气血的食物；对于食欲较差的患者，可给予山楂肉丁粥或黄芩山药粥等

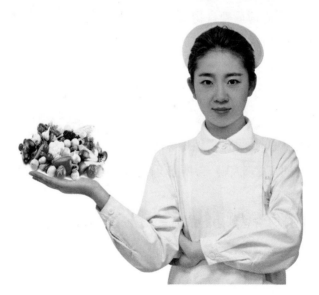

"美小护"教你把化疗不良反应"吃"在摇篮里

有益醒脾健胃的食物；饮食中应避免助湿生痰及辛辣食物，如辣椒、韭菜、胡椒、山芋等。饮食以清淡为主，少食多餐，并增加水果及蔬菜摄入量，减轻化疗期间便秘。

美小护推荐几种食疗方法来对抗化疗过程中的毒副反应。

（1）减轻骨髓抑制反应：可从健脾益气养血和补益肝肾两方面入手，嘱患者多食山药、扁豆、大枣、黑木耳、猪肝、糯米、牛骨等。若组合搭配，效果更佳，常用食谱有：花生桂圆汤、黄芪灵芝煲龟肉、仙鹤草粥。

（2）减轻心脏毒性反应：可从益气、养阴、宽胸理气、活血化瘀入手，患者可多食葛根粉、大枣、百合、枸杞子、柑橘、山楂、麦冬、太子参等。常见的搭配食谱有：葛根粉粥、百合银耳羹、橘子汁等。

（3）减轻消化道和口腔不良反应：以理气和胃、化湿止呕为原则，常见验方有曲米粥、薏苡仁粥、姜汁橘皮饮。口腔黏膜病变可以服用绿豆汤、西瓜汁、芦根饮。

（4）减轻肝脏损害：可多食具有滋养肝阴、清热利湿、疏肝利胆的食物，如芹菜、番茄、西瓜、枸杞子、赤小豆等，常用验方有：茵陈红糖饮、田基黄红枣饮、垂盆草番茄汁等。

（5）减轻肾脏损害：患者需要饮水、多食具有补肾利尿的食物，常用验方有：清炖甲鱼、玉米须茶、赤小豆饮、虫草汤。

化疗期间患者可根据自身的身体状况、饮食习惯、喜好及营养状况，咨询医护人员及营养专家与家属沟通共同制订科学的饮食计划。

化疗后头发如野草，春风吹又生

　　肿瘤化疗药物的合理应用使恶性肿瘤的疗效有了较大幅度的提高，但肿瘤药物在杀伤肿瘤细胞的同时，对人体正常组织器官也有损害或毒性作用，人体增生活跃的正常造血细胞、消化道黏膜细胞和毛囊细胞更容易受到伤害，因此常有骨髓抑制、恶心、呕吐、脱发等不良反应。

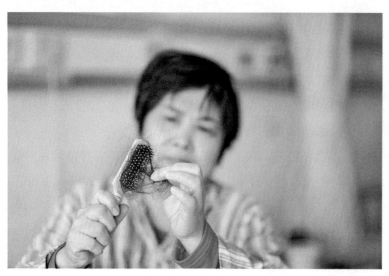

化疗脱发怎么办？

化疗引起的脱发不仅影响着患者的个人形象,同时给患者带来了心理阴影,甚至会打击患者抗癌的信心。但其实化疗后脱发没有我们想象中的那么可怕。首先不同类型的化疗药物对毛发的"杀伤性"是不同的。脱发不会立马发生,一般发生在化疗2～3周后。化疗药物所致脱发程度与药物种类有关,脱发程度还与化疗药物剂量有关,给药剂量越大,脱发越严重。不同化疗方案对脱发的影响也不尽相同。

1. 勿过度担心,"头发如野草,春风吹又生"

化疗引起的脱发一般是可逆的,一般停药1～2月后毛发会开始重生,而一般新生毛发较之以往会更黑、更有光泽。体质越好,越年轻、气血调养充沛的人毛发生长得越快。因此,不要总是因为脱发而苦恼,应当积极调养(配合养血、补气、滋补肝肾的中药),充满信心地配合治疗。对于个人形象比较在意的患者,可以与主管医师协商,选择适合自身的治疗方案。

2. 化疗期间应正确应对脱发

(1)化疗期间防止头皮受冷或过热的刺激,不要使用具有刺激性的香皂或洗发膏,而应选择温和的洗发液;洗头时水温不要太高;动作应轻柔。

(2)使用软的梳子,动作轻柔,不要怕梳头,多梳头可促进头皮血液循环,有利于头发再生。忌用电吹风和染发剂。

(3)外出时使用防晒油,戴帽子、围巾或假发来避免头发受太阳照射。

（4）如果脱发太多，也可选择将头发剃光，戴上假发或白帽，会更卫生。多次剃头能刺激头皮，改善循环，促进新发再生。

（5）头发完全脱落后，可进行适当的头部按摩，每日两次，顺序从颈部向上到头顶，从两侧鬓角向上到头顶，整个头皮受到按摩，可促进血液循环，利于头发再生。

（6）可选择合适的假发或帽子，尽可能减少因形象改变带来的负面情绪。

3. 食疗药膳可有益头发再生

有利于头发生长的谷物有黑豆、黑芝麻、米糠及麸皮等；蔬菜有菠菜、芹菜、菜花、辣椒、圆白菜、胡萝卜等；干果有核桃仁、松子、榛子等；肉类有兔肉、羊肉、鱼类、鸡蛋、动物的腔骨、肾脏、肝脏等。这些食物能补充丰富的维生素 B 族、维生素 E、胆碱、卵磷脂、肌醇，有利新发再生。

靶向药物让癌症与患者一起慢慢变老

曾经,癌症一直被认为是"绝症"。然而,随着医学的发展,许多肿瘤已经成为可以控制的疾病,比如鼻咽癌以及一些血液肿瘤,很多患者都可以长期存活甚至被治愈。就以近年来发病率持续增高的肺癌为例,它的治疗也出现了重大的进步。先进的诊断技术使肿瘤尚未"萌芽"即被发现,更多的患者获得了根治的机会,即使对于发现时已经是晚期,无法根治的患者,也可以通

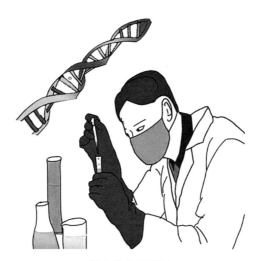

靶向药物示意图

过多种治疗手段，使患者长期带瘤存活。这意味着"发现肿瘤"不再等同于"宣判死刑"，癌症也正慢慢从"绝症"变成一种"慢性病"。

在所有新的肿瘤治疗手段中，被寄予最大希望的就是靶向治疗。顾名思义，靶向治疗就像打靶一样瞄准患病部位进行针对性破坏攻击的一种治疗方法，就像导弹一样，针对性非常强。靶向治疗通常是把肿瘤细胞上特有或生长特需的物质作为目标靶，靶向治疗药物仅对肿瘤组织起作用，对正常细胞则不起作用。

第一个真正意义上针对癌症突变的靶向药物是2001年上市的治疗 BCL-ABL 突变基因慢性白血病的甲磺酸伊马替尼片（Gleevec，格列卫）。这个药物的横空出世，让 BCL-ABL 突变基因慢性白血病患者5年存活率从30%一跃升到了89%。又如靶向药物曲妥珠单抗（Herceptin，赫赛汀）的使用，使约1/4的顽固乳腺癌患者得到挽救。吉非替尼（Gefinitib，易瑞沙）在非小细胞肺癌的研究中，对于经肿瘤组织检测表皮生长因子受体（EGFR）突变的患者，有效率可达70%～80%，而这些患者的无病生存时间是9～14个月，中位生存时间已经可以突破2年达到27个月。

靶向治疗的优点：它定位准确，针对性强，药物的毒性轻微，仅有部分服药患者会出现痤疮样皮疹和腹泻，随着治疗时间的延长，这些不良反应会逐渐减弱甚至消失。因此，患者不需要住院治疗，只需在家每天服药1片即可，完全不影响正常的生活，从而使不能接受化疗或化疗失败的患者有了新的治疗选择。

靶向治疗的缺点：靶向治疗作为一种新兴的肿瘤治疗手段，它的费用较为高昂（自2007年起，应用吉非替尼/厄洛替尼（易瑞沙/特罗凯）治疗有效的晚期肺癌患者连续服药5～6月后就可申请慈善赠药直到疾病进展；而作为国产表皮生长因子受体/酪氨酸激酶抑制剂的埃克替尼（EGFR-TKIs）从上市之初就开始了慈善赠药活动）。但是在第一代EGFR靶向治疗有效的患者中，约有一半的人在10个月左右就会产生耐药现象。随着科学的发展和进步，耐药并不意味着靶向治疗的结束，因为科研人员对于靶向药物已经进行到了第4代的临床研究。

根据现在已有的数据，医师往往会这样使用靶向药物：可以先把第1代药用到最佳，然后用第2代药物，接着用第3代、第4代。一代药只有一种药，即克唑替尼，然后第2代有色瑞替尼（ceritinib）、艾乐替尼（alectinib）、布加替尼（brigatinib）还有X396，然而第3代药即洛拉替尼（lorlatinib），第4代药是TPX-0005。

TPX-0005在能选择的药物当中，既可作为一线的靶向药物，也可以作为克唑替尼失败后克服耐药的有效药物。而化疗可以和靶向药联合使用，也可以用于在靶向药耐药后的"拯救"药物。而且在第4代药没有出来之前，专家认为奥希替尼与其他旁路激活途径抑制剂联合使用，这是一个可以阻止耐药出现的可能。

由此可见，当"耐药"被克服、拯救、阻止后，我们便能继续获得靶向药物给予我们方便、轻松、有效的治疗体验，真正让癌症成为一种慢性病，通过个体化、标准化与规范化治疗，以提高患者生存质量为目的，让癌症与患者一起慢慢变老。

直击癌细胞属靶向

很多病友想要细致地了解靶向药，比如什么是靶向药，常见的有哪些？服用靶向药时又有哪些需要注意的内容呢？……让我们跟着美小护们一起了解这些内容吧！

1. 什么是靶向治疗？

肿瘤分子靶向治疗是指在肿瘤分子生物学基础上利用肿瘤组织或细胞所具有的特异性结构分子作为靶点，使用某些能与这

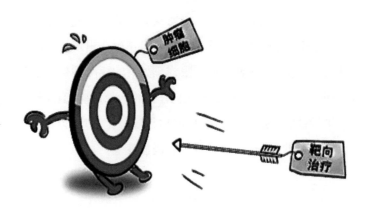

靶向治疗示意图

些靶分子特异结合的抗体、配体等达到直接治疗或导向治疗目的的一大类治疗手段。

2. 靶向治疗优势是什么?

相对于手术、放疗、化疗三大传统治疗手段,分子靶向治疗具有较好的分子和细胞的选择性,能高效并选择性地杀伤肿瘤细胞,减少对正常组织的损伤。

3. 分子靶向药物的分类

按照药物的性质特点主要分为两大类:单克隆抗体和小分子化合物。

(1)单克隆抗体,如利妥昔单抗(商品名美罗华)、曲妥珠单抗(冻干粉剂赫赛汀)、西妥昔单抗(爱必妥)(IMC-C225,cetuximad)和贝伐珠单抗(商品名阿瓦斯丁,avastin)等。

(2)小分子化合物,如甲磺酸伊马替尼(格列卫)、吉非替尼(ZD1839,iressa),厄洛替尼(OSI774,Tarceva)等。

4. 口服靶向药的不良反应

一般来说,分子靶向药物的不良反应较轻。但当长期使用药物时,一些新的不良反应可能会显现出来。并且,靶向药可能存在一些特殊的但后果严重的不良反应。如贝伐珠单抗可能加重出血,延迟伤口愈合;而埃克替尼(EGFR-TKIs)可能引起少见的间质性肺炎。

5.常见的不良反应

1）皮疹

痤疮样皮疹,一般于用药后8天左右发生,应注意如下几点。

（1）避免抓挠,穿舒适、柔软的衣服。

（2）避免强烈阳光刺激皮肤,建议使用紫外线保护指数（SPF）> 18的广谱防晒用品。

（3）保持皮肤卫生,勿接触碱性和刺激性强的洗漱用品,沐浴后涂抹温和的润肤露或霜、维生素E软膏以预防皮肤干燥。

（4）如有足癣,积极治疗。

（5）局部按医嘱涂抹止痒药膏,禁涂刺激性药物。

2）腹泻

一般于用药后12天左右发生。

（1）按照医嘱服用止泻药物。

（2）多进食清淡流质或半流质食物,避免食用加重腹泻的食物。

（3）保持内裤、床单和肛门的清洁干燥。

3）其他不良反应

食欲降低、疲劳、呼吸困难、咳嗽、恶心、感染、呕吐、口腔炎、瘙痒、皮肤干燥、结膜炎、角膜结膜炎等。

作为患者和家属,也应多学习了解相关知识。治病需要依靠医师,但又不能只依赖医师,要做到心中有数,自己多掌握知识才是王道!

6. 治疗费用的问题

靶向药与细胞毒类药物相比确实在某些情况下存在显著优势，由于是新的治疗理念，所以患者或家属经常对靶向药抱有过高的期待。尽管许多靶向药都已经纳入医保，但对于患癌的家庭来说，仍是一笔非常大的开支。所以在治疗时，患病家庭应对此有一定了解和认识，综合考虑家庭经济承受能力和持续治疗的可行性等因素进行选择。

多次变革，抗癌药物所"走"过的路

　　百科上是如此解释癌症的：恶性肿瘤就是人们所说的癌症，它是100多种相关疾病的统称。当身体内细胞发生突变后，它会不断地分裂，不受身体控制，最后形成癌症。

　　随着时间的推移，人们慢慢地对癌症开始有了科学的了解，从病因、病理以及治疗方式。当前已经形成了癌症患者规范化治

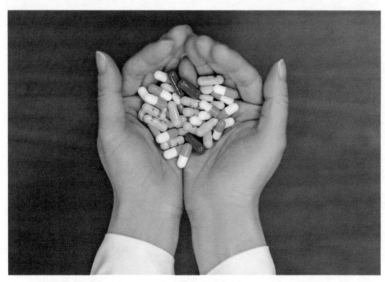

抗癌药物所"走"过的路

疗。癌症有四大疗法：手术、放射治疗、化疗以及靶向治疗。今天我们来了解一下，那些在抗癌中起到至关重要的作用的抗癌药物，它们所"走过的路"。

抗癌药物的发展到目前为止出现了多次变革，其中比较重要的则是3类药物的问世。

（1）第一类药物是1940年后开始出现的细胞毒性化疗药物，现在绝大多数临床使用的化疗药物都属于这一类。它们作用是杀死快速分裂的细胞，因此对癌症有不错的效果。但是化疗药物最被人们诟病的是它不能区分恶性细胞和正常细胞，因此化疗药物在杀死癌细胞的同时，也会杀死大量人体正常分类细胞，从而导致化疗后出现骨髓抑制、肝功能损害、消化道反应等严重的毒副作用。

临床上，化疗药物的使用剂量必须受到严格控制，入院后的身高、体重的测量就是医师用于计算体表面积从而计算化疗药物剂量所用。除此之外，医师还会根据患者的年龄、各类血液检测指标、心肺功能检查结果进行测算，很多患者入院时常不耐烦进行这类检查，其实这却是最能验证一个医院专业与否的关键。若化疗药物用量太少，不能起到杀死癌细胞的作用，用量太多，药物会产生严重的不良反应，对患者造成不可逆的伤害，乃至死亡。

（2）第二类药物是20世纪90年代开始研究，2 000年后在临床上开始使用的靶向治疗。70年代致癌基因的发现使这个想法成为可能，因为很多突变的致癌基因在正常细胞里并不存在。

这类靶向药物对正常组织的毒性小，"治疗指数"比较高，患者可以接受高剂量的药物而不必担心产生严重的不良反应。因此，癌细胞可以杀得比较彻底。目前，药厂研发的多数新药都是靶向治疗药物，可以预见在未来10年，应该会有几十种新的靶向药物上市。

（3）第三类药物就是我们正在经历的癌症疫苗。癌症疫苗能治疗现有癌症或遏制癌症发展。主要可分为两类：① 预防性疫苗，如2017年刚在国内上市的宫颈癌疫苗，健康人接种后可预防高危型人乳头瘤病毒（HPV）感染，从而预防宫颈癌；② 治疗性疫苗，可治疗现有癌症或防止癌症复发，目前这类药物正在研发中。

相对传统化疗或靶向治疗，这类药物属于一种新兴的癌症治疗手法，也称免疫治疗。2010年，美国食品药品监督管理局（Food and Drug Administration，FDA）批准了首个癌症治疗疫苗普列威（Provenge）用于晚期前列腺癌的治疗，该疫苗可延长患者平均存活时间超过4个月。该药成为第一个被批准用于治疗的疫苗，开创了癌症免疫治疗的新时代。

相较时下最火的CAR-T免疫疗法，癌症疫苗操作更简单，理论成本更低廉，对免疫的影响更久远。CAR-T对T细胞进行改造，相当于把武器塞到患者手中，收效快，但治疗过程中要控制剧烈免疫反应导致的不良反应；而癌症疫苗是直接将抗原放大后输入体内，相当于教会免疫系统对付肿瘤的方法，通过自身学习，主动出击。

据不完全统计，目前，美国正在临床研究阶段的癌症疫苗包括：脑肿瘤（尤其是成胶质细胞瘤）、乳腺癌、宫颈癌、卵巢癌、大肠癌、肾癌、肺癌、淋巴瘤、黑色素瘤、胰腺癌、前列腺癌疫苗。

如今,治疗性癌症疫苗研发已取得可喜的进展,可以预期,肿瘤疫苗将成为临床研究的新热点。肿瘤疫苗的前景十分广阔。相信随着更多临床研究项目的跟进,肿瘤疫苗将在癌症免疫治疗方面,拥有属于自己的一席之地,造福更多患者。

基因检测，破译的生命密码

近几年，随着靶向治疗的临床推广，越来越多的患者发现了其中的"好处"，经过与不少患者接触，我们发现其中存在一个思想误区：靶向治疗，就是要做基因检测的那种治疗；或者，靶向治疗就是有基因突变就能用/才能用的那种治疗。

基于这样的认知，很多患者拿到基因检测的报告以后，最关心的就是查找有没有突变，有突变就欣喜若狂了，认为一定有靶向药可以用；没有突变，就垂头丧气，仿佛就此"无药可医"了。

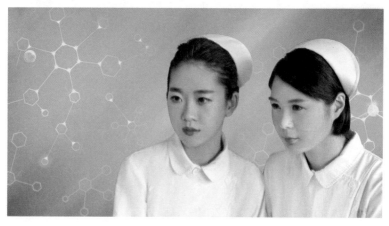

"美小护"语录：基因检测——医学的春天

基于这样的认知，很多患者会反反复复测基因突变，来来回回研究那几个英文字母以及偶尔还夹带着阿拉伯数字组成的神奇密码：*EGFR*、*ALK*、*VEGFR*、*HER2*、*BRAF*、*NTRK1*、*MET*、*TP53*、*KRAS*……

其实，基因并不仅仅是那几个数字密码，它是我们的生命密码。科学家们认为，通过对每一个基因的测定，人们能够找到新的方法来治疗和预防许多疾病。我们先就基因检测常见问题做一下问答普及。

1. 什么是基因检测

指通过基因芯片等方法对被测者血液、其他体液或细胞中的DNA分子进行检测，并分析找出被检测者所含致病的遗传基因、疾病易感性基因等情况的一种技术。专家认为癌症、糖尿病等都是遗传基因缺陷引起的疾病。

2. 基因检测有什么作用？

指导靶向药选择（EGFR突变的肺癌患者，用吉非替尼（易瑞沙）、厄洛替尼（特罗凯）；HER2扩增的乳腺癌、胃癌患者，用曲妥珠单抗（赫赛汀）；BRAF突变的恶性黑色素瘤患者，用维罗替尼）。提示靶向药可增加化疗的敏感性、用于疾病的复发和耐药的监测、筛查遗传性癌症（比如，部分肠癌）。

3. 基因检测，测多少个基因合适？

各大指南都有详细的规定，一般情况下，只要做特定癌肿的卫生部门、国内外指南推荐检测的若干个基因就行了，一般都在几个到十几个不等。

4. 服用靶向药，是不是都要先做基因检测?

答案是否。抗血管生成为主的靶向药，如贝伐珠单抗、瑞格非尼、阿帕替尼、索拉菲尼、舒尼替尼、乐伐替尼等新药，并不一定需要做基因检测。因为现在并不知道哪个或者哪几个基因突变，或者染色体改变，与这些药物的疗效有相关性。

5. 血液基因检测是否靠谱?

不同的技术手段，准确率不一样。目前，随着国内的基因检测机构和各大医院与大学合作的自主研发室的发展，基因检测技术正逐步打破国外垄断，如果对基因检测有需求，不要一味地追求国外技术，国内各大医院也是不错的选择。因此，如果已做组织切片的患者，应优先考虑选用组织切片；没有足够切片，或者怀疑原来的靶向药耐药产生了新的突变，又不愿意重复穿刺活检的患者，可以考虑用血液检测替代。

6. 为什么有的患者反反复复做基因检测?

目前，大多数国内外专家都认可，肿瘤的发生和进展，与基因突变的不断累积和变化有千丝万缕的联系，甚至有直接的因果联系。因此，动态地检测组织、血液和尿液里的基因突变情况，有助于提前发现肿瘤复发、发现肿瘤耐药状况。

《世界癌症报告》数据显示全球癌症病例预计癌症新增病例

将从2012年的1 400万递增至2025年的1 900万,到2035年将达2 400万。看到如此触目惊心的报告是否会让我们意识到原来癌症就在我们身边发生着,特别对中国而言,人口老龄化的不断增加,环境污染和食品安全问题日益恶化,都使癌症爆发的问题尤为突出;而基因检测能够提供患者个体差异信息,犹如破译了每个人的遗传奥秘和生命密码,能够为肿瘤治疗个性化治疗提供指导,同时能够提高用药的安全性和有效性。

体检查出肺部结节莫惊慌

现代生活中，有人形容体检是"不查不放心，查了更担心"。近些年，肺部结节检出率越来越高的原因在于过去肺部体检主要是拍摄X线片，但X线片对于直径小于1 cm的结节有时难以发现。现在，越来越多的单位改做低剂量胸部CT扫描，连直径2 mm的结节都能发现，所以检出率就高了。当看到体检报告上"发现肺部结节阴影，肿瘤不能除外，建议随访"的字样，估计没

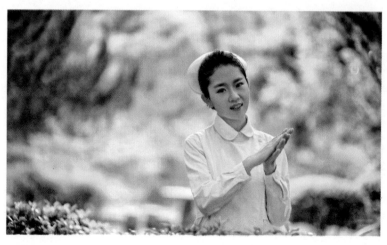

"美小护"语录：检查出肺部结节莫惊慌

有谁不为之恐惧。

1. 结节是指有病灶存在,不是指病灶性质

　　首先需要了解的概念是结节是指有病灶存在,不是指病灶性质。肺内结节是肺内发生的圆形或类圆形的异常病变组织,可能是瘢痕、炎症、良性肿瘤或恶性肿瘤。由于结节比正常充气肺泡密度高,故在X线照射下,呈现阴影。通常,肺内直径小于3 cm的圆形或类圆形病灶称为结节,直径小于1 cm的称为小结节。肺内结节或小结节分为良性、恶性两种。常见的肺内结节或小结节包括球形肺炎、结核球、错构瘤良性、纤维增生等,癌前病变为不典型腺瘤样增生,恶性病变则有可能是原发性肺癌或肺内转移癌。

2. 发现肺部小结节有多少属于肺癌呢?

　　据文献报道,在所有的肺内孤立结节病灶中,恶性肿瘤远少于良性病变。就年龄而言,小于35岁的人群出现肺内孤立结节为恶性肿瘤的可能性只占1% ～ 3%,40岁以上者良恶性的概率几乎各占50%,年龄越大恶性肿瘤概率越高,70岁患者恶性的概率可达70%。用胸片对大样本人群普查,肺内孤立结节为恶性肿瘤的可能性仅占3% ～ 6%,一般人群,一年一次的体检是很有必要的,对高危人群来说尤为重要。一般来说,年龄50岁以上并至少合并以下一项危险因素的属于肺癌筛查的高危人群。

　　(1)吸烟≥20包/年,其中也包括曾经吸烟,但戒烟时间不足15年者。

（2）被动吸烟者。

（3）有职业暴露史（有石棉、铍、铀、氡等暴露者）。

（4）有恶性肿瘤病史或肺癌家族史。

（5）有慢性阻塞性肺疾病（COPD）或弥漫性肺纤维化病史。

3. 肺部发现结节或小结节该怎么办?

如果体检中发现肺部结节或小结节,不要过度惊慌,但也不要太过忽视,应及时就医。医师会根据患者的具体情况应用其他检查手段,如胸部CT定期随访、纤维支气管镜、CT定位下穿刺、痰细胞检查等进一步明确诊断。目前,国际及国内对肺部孤立结节的处理已有共识,共识中对肺内结节按大小、实性结节或亚实性结节均有详细的处理原则。目前,国内专家一般推荐美国的《Fleischner指南》。指南推荐直径≤4 mm的实性结节及直径≤5 mm的亚实性肺结节不做CT随访,对这一处理原则尚有不同意见,肺内恶性病变均是从小到大发展起来的,所以对于直径≤5 mm的结节病变从慎重的角度出发仍然需一年后再体检一次。其余大小结节均采取3～6个月甚至1年复查,连续复查2～3年。如发现肺小结节两年无变化,则可大致认为是良性结节。如果结节有变化,则根据变化情况做出判断,并决定下一步处理意见。对于直径>1 cm的结节应当尽量通过多种方法确定结节的良恶性。

鸡蛋——肿瘤患者爱你没商量

经常有患者和患者家属问我："小张，得了肺癌是不是不能吃鸡和鸡蛋，因为它们是发物。"那么，肿瘤患者能不能吃鸡蛋吗？那么鸡蛋到底应该怎么吃才健康呢？

所谓的"鸡蛋是发物不能吃"这种说法是没有科学根据的。至今，各方面的研究都未发现癌症与"发物"有必然的联系。国内外知名专家研究发现，鸡蛋是一种防癌抗癌佳品。从鸡蛋中分离出一种抗

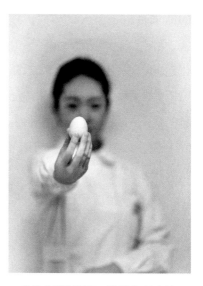

"美小护"语录：肿瘤患者应该多进食鸡蛋

胃癌细胞的IGY抗体，动物实验证明，该抗体能杀死大部分胃癌细胞，而对正常组织细胞无任何损伤。

另外，鸡蛋蛋白质的氨基酸比例很适合人体生理需要，易为人体吸收，利用率高达98%以上。鸡蛋中钙、磷、铁和维生素A含

量也很高，B族维生素也很丰富，还含有其他多种人体必需的维生素和微量元素，是良好的补品。研究表明，鸡蛋不仅不会引起肿瘤复发，蛋黄油还有增强体质、延缓衰老、预防老年病和防癌等作用。

而且，鸡蛋中的蛋白质消化率在牛奶、肉、鱼等食物中是最高的。相反，恶性肿瘤是一种慢性消耗性疾病，由于癌细胞的快速增殖，致使患者营养消耗相对增多。因此，他们对于各种营养的需求量较正常人的要高。癌症患者，由于癌细胞对机体的损害，会导致生理功能的紊乱；由于肿瘤毒素的作用，会引起机体代谢的改变；由于消化系统的肿瘤更易引起消化器官生理功能障碍，加上各种抗癌治疗措施也会出现营养障碍。因而，经济实惠的佳肴——鸡蛋其实是肿瘤患者最佳的营养品。

现在，破除了"肿瘤患者不能吃鸡蛋"的传言，那到底怎么吃鸡蛋才健康呢？

一般肿瘤患者在做完肿瘤化疗以后，通常他们的身体会变得比较虚弱，所以应当吃些鸡肉和鸡蛋来补身体，以增强体质和抗癌能力，我们建议用白水煮鸡蛋比较好，不适合用油煎等烹饪方法。

虽然肿瘤患者化疗后可以吃鸡蛋，但有些患者是不适合吃的。特别要注意：患者伴有胆道阻塞、尿毒症、严重肝肾功能损害等，不宜进食鸡蛋；平时如人们出现发热等情况也不宜多吃鸡蛋。

肿瘤患者如果伴有高血脂病症等更是需要控制鸡蛋摄入，至于油煎鸡蛋等更要禁止。

最常见的错误鸡蛋的吃法，快来看看你是不是一直在这样吃呢?

1. 鸡蛋和豆浆

早上喝豆浆的时候吃个鸡蛋,或是把鸡蛋打在豆浆里煮,这是许多人的饮食习惯。豆浆性味甘平,含植物蛋白、脂肪、碳水化合物、维生素、矿物质等多种营养成分,单独饮用有很强的滋补作用。但其中有一种特殊物质叫胰蛋白酶,与蛋清中的卵松蛋白相结合,会造成营养成分的损失,降低两者的营养价值。

2. 煎鸡蛋和茶叶蛋

煎鸡蛋时,边缘会被烤焦,鸡蛋清所含的高分子蛋白质会变成低分子氨基酸,这种氨基酸在高温下常可形成致癌的化学物质。此外,茶叶蛋也应少吃,因为茶叶中含酸化物质,与鸡蛋中的铁元素结合,对胃有刺激作用,影响胃肠的消化功能。

3. 鸡蛋和糖

鸡蛋与糖一起烹饪,两者之间会因高温作用生成一种叫糖基赖氨酸的物质,破坏鸡蛋中对人体有益的氨基酸成分。值得注意的是,糖基赖氨酸有凝血作用,进入人体后会有一定影响。

癌症：请你不要这么演

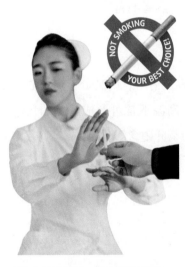

"美小护"语录：跟吸烟坚决说"No"！

泪点！槽点！编剧大神们笔下的癌症，似恶魔，主角们只能无能为力地等待死亡。《蓝色生死恋》《天国的阶梯》，每一部都催人泪下，看着主角们突然晕厥，慢慢地从虚弱走向死亡，不免让人感叹生命的脆弱，病魔的可怕。放大的剧情容易让人误认为癌症就是可怕的死神，那一纸诊断书就是死亡的判决书。拜托拜托，癌症就请别再那么演。

癌症常见吗？癌症离我们有多远？随着科学经济的发展，空气质量，饮食安全，毋庸置疑都让肿瘤的发病率逐年递增。癌症就在我们身边，它离我们很近。肺癌的发病率及病死率更是位列恶性肿瘤第1位。我们不能忽视它，也不要被电视上的夸大表演而吓倒。

一个没有癌症的人，看到被病魔打倒的主角都会叹息，直至产生一个想法："癌症＝死亡"，又何况那些刚面临癌症和正在与癌症抗争的人们。身患癌症本身就遭受了很大的打击，接受它更需要足够强大的勇气，战胜癌症是一个痛苦、艰难的过程。确诊癌症后的心理反应可分为4个阶段：恐惧、怀疑、沮丧和接受。每一个阶段，自身的身体情况以及家属医生护士的态度，甚至各个关于癌症的小道消息，都会成为影响患者心理的因素。

肺癌真的不可治愈吗？不是！世界卫生组织对癌症有3个1/3的论断：1/3的癌症可以预防；1/3的癌症可以治愈；1/3的癌症可通过医疗手段改善患者的生活质量并延长生存期。这场仗，我们是可以打的，甚至能打赢的。

如何早期预防癌症的发生？如何判断自己有没有得肺癌？肺癌早期症状不明显，所以当患者真正不舒服去检查时往往已经晚了。除了抽血检查肿瘤标志物，做CT检查等方法外，我们要多问问自己的身体，多感受自己的身体，不要让我们的身体悄然变得脆弱。肺癌患者以咳嗽为临床第一症状出现者约占54.7%，一旦咳嗽，或者由轻咳转为严重的咳嗽，或阵发性、刺激性干咳，出现咳痰甚至痰血的情况应当引起注意。咳嗽性质的改变对肺癌的诊断具有一定的价值。约20%的患者会出现胸痛的症状，早期一般不出现胸痛症状，所以发生不是外力引起的胸痛必须加以重视。当肿瘤引起支气管狭窄；肿瘤转移至纵隔肺门淋巴结，从而压迫主支气管；转移至胸膜或心包膜引起大量胸腔积液或心包积液时，均会影响肺功能发生胸闷、气促。另一症状为发热，多因继发性感染所致。发热一般在38℃左右，抗感染或物理降温治疗可以退热，但有时因癌瘤坏死毒素吸收而引起癌性发热，抗感染治疗全然无效。

如何调节自身心理？总说癌症治疗一定要保持乐观的心态，但真正面临问题时能勇敢面对的毕竟是少数。要调节好自己的心理，首先不要听信谣言或从不正规途径转发的关于癌症的谣言；多看一些正能量的电影或书籍，不要被俗套的电视情节所吓倒；开发一些怡情的小兴趣，如种花、画画、散散步等；不要封闭自己的内心，出去走动、多与他人交流，看看这个世界。为癌症努力的人那么多，护士医师都奋斗在一线；为癌症奋战的人那么多，病友们都在积极地生活。你看到过太阳从地平线出现的一刹那，世界变得温暖明亮的样子吗？你感受过与癌抗争后心脏的律动，连呼吸都变得有意义吗？你憧憬过母慈子孝、妻贤夫旺、家和邻睦，连一盏亮着的灯都让人感觉无比温馨的样子吗？活着才是希望，就让生命怒放吧！

不要还没开始，就自认失败的结局。我要活着的姿态，是微笑着的。

抗癌勇士非你莫属

总是会有患者或家属问美小护们："肺癌治得好吗？"美小护们总是回答："治愈的希望是有的，但要看你是哪一种类型的癌症，与发现时间的早晚，转移的情况……"患者或家属总是打断，他们所想知道的只是得了癌症以后还能活吗，他们所想听到的只是yes或no。这就是所谓的"谈癌色变"了吧。我们知道很多的朋友也是一样，自己或是亲

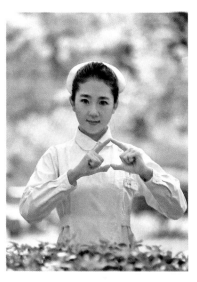

"美小护"语录：抗癌勇士非你莫属

友得了癌症，最想知道的只是生死。其实直白的答案大多是有些残酷的，作为学医的人，我想要告诉对方的东西很多，也不想用是或不是给人希望又或判人死刑。我想要告诉他们，如果面临癌症，就要像战士那样战斗，像勇士般得胜还朝，不要遗憾，不要放弃。

俗话说知己知彼,才能百战不殆。想要战胜癌症,我们就要先了解它。肺癌是目前全世界发病率和病死率最高的癌症之一。我国肺癌的发病率和病死率近几年都呈上升趋势。肺癌既包括原发于肺部的恶性肿瘤,也包括一部分原发于其他部位而转移到肺的恶性肿瘤。根据现有资料显示:吸烟、大气污染、遗传等各项因素都是导致肺癌的原因之一。肺癌主要分为鳞状细胞癌、腺癌、小细胞癌和大细胞癌。其中鳞癌生长缓慢,转移晚,手术切除的机会较多;小细胞癌较多见,对化疗敏感,但易复发或产生耐药反应;腺癌较其他几种类型较好治愈但大多数腺癌属于混合型,其含有更多的组织学亚型;大细胞癌恶性程度较高,治疗相对就比较困难。

在开始肺癌治疗之前,要先做好各项检查。影像学检查是诊断肺癌的一大利器。平扫CT可以显示肺部有无肿块,增强CT则可以显示肿块的血液供应,帮助区别肿块是良恶性。病理学检查则是治疗肺癌的"金标准",是通过气管镜和肺穿刺等检查手段来抽取肺组织进行病理活检,随后明确病理,再根据病理检查结果采取相应的治疗手段。根据肺癌的危险因素,已确定长期吸烟、有职业暴露、慢性疾病或家族史的人为肺癌发病的危险人群,这类人群45岁之前应每年体检一次,45岁以后应每半年体检一次,可通过低剂量螺旋CT扫描早期筛查肺癌。

确定肺癌类型,明确诊断后,就该正式投入与肿瘤的抗争中去了。我们的武器还真不少呢。肺癌的治疗方法主要有手术治疗、放疗、化疗、靶向治疗和免疫治疗以及中医治疗。早期发现的患者大多可以进行手术治疗,早期手术治疗的治愈率接近100%。

错过手术治疗期的患者,则需通过对肿瘤组织的*EGFR*基因检测,以确定采用化疗或靶向治疗,有敏感基因突变者可先进行口服靶向药物的治疗。靶向药物昂贵,服药后有改善者,则可按时填写资料享受无偿药物援助计划,从而大大减轻经济负担。近年来,化疗临床疗效已得到很大提高,配合医师指定的方案予以治疗,能很好地控制肿瘤细胞的生长,使患者的生活质量得到改善。放射治疗是利用各种放射线抑制或杀灭肿瘤细胞,大约70%的患者在病程中的某个阶段需要使用放射治疗。

吃好,睡好,休息好,战士的体格要养好。中医治疗对饮食有一定忌口,西医对饮食则没有忌口的。资料显示,酸食、辣食、蒜类食物、蔬菜、水果、豆类及其制品、蛋类、鱼类、维生素及胡萝卜素和饮茶是肺癌发病的保护因素。喜欢咸食、甜食、腌制食品、煎炸、烟熏或烧烤食品、动物内脏、食用动物油、少食蔬菜、少食水果、少食奶制品及其制品、维生素及胡萝卜素摄入少和饮酒是肺癌发病的危险因素。食用植物油、奶类及其制品、肉类、禽类、海产品、螺贝类、经常服用补品和高脂饮食对肺癌发病的作用无统计学意义。总体上来说,肺癌早期对消化功能影响较少时,不能自行忌口或调食,要抓紧时机及时、全面地补充各种营养素;晚期视消化功能情况,以清淡易消化的为主,尽量少吃油腻难消化刺激的食物。

肺癌≠死亡!战胜恐惧,带上坚毅和刚强,带上乐观和希望,既已赴沙场,又何惧结局。早期肺癌可治愈,晚期肺癌可控制,抗癌勇士非你莫属!

百姓"肺腑"百问，美小护解答一二三

《2015年中国癌症统计》的数据显示，肺癌的发病率和病死率均居首位。其中吸烟、环境污染、职业接触、肺部慢性病、遗传基因易感性等都是导致肺癌的诱因，百姓越来越关注自身肺脏的健康，种种关于这种"呼吸的痛"的疑问蜂拥而至，让美小护为您解答一二吧。

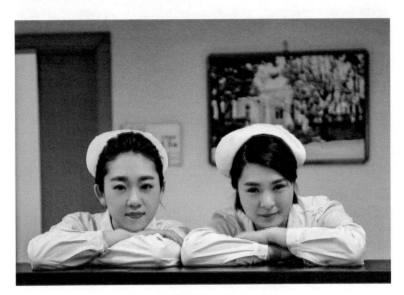

"美小护"解答百姓"肺腑"百问

问：体检时查出肺部小结节是肺癌吗？

答：肺结节为影像学上直径 ≤ 3 cm、密度增高的肺部阴影，可单发或多发，通常边界清楚。直径 ≤ 2 cm 称为小结节；直径 ≤ 1 cm 称为微小结节。肺部小结节常见原因有炎症肉芽肿、肿瘤、结核、真菌感染等，所以说不是所有肺部小结节都是恶性肿瘤。

问：肺部有磨玻璃结节，是随访还是手术治疗？

答：需结合肺部磨玻璃结节（GGN）是否持续存在以及 GGN 的大小、密度（CT 扫描值）、实性成分的比例等因素综合考虑。

（1）直径 < 1 cm 的纯磨玻璃结节只需观察随访；如果观察过程中出现肿瘤增大或者密度增高，则要进行手术。

（2）直径 > 1 cm 的纯磨玻璃结节或含有部分实性成分的混合性磨玻璃结节需考虑手术。

（3）直径 < 1 cm 的磨玻璃结节且密度偏高，尤其周边现增粗、僵直血管影时，需高度警惕恶性可能，需考虑手术。

（4）肿瘤血管的增粗、进入，是手术时机的可靠提示。

问：肺癌手术指证有哪些？

答：对于临床上考虑为肺部恶性肿瘤的患者，应仔细进行外科术前评估，满足以下几点情况后可考虑手术治疗。

（1）无远处转移，如肝、脑、肾上腺、骨骼、胸腔外淋巴结等转移。

（2）癌组织未向主动脉、上腔静脉、食管等胸内邻近脏器或组织侵犯扩散,未出现癌性胸液。

(3)无严重心肺功能低下,近期内无心绞痛发作。

(4)无重症肝肾疾患及严重糖尿病者。

问:现在流行肺癌微创手术,比起传统手术,有哪些优点?术后注意事项有哪些?

答:肺部微创手术的优点:

(1)创口小:只要做胸部0.5 ~ 3 cm的微小切口。

(2)疼痛较传统手术轻。

(3)康复快:大大减少了对器官的损伤和对器官功能的干扰,使术后康复时间缩短。

(4)住院时间短:一般情况下手术后12 ~ 24小时可下床,12 ~ 24小时肛门排气后即可进食,3 ~ 5天出院,1周后基本康复。

(5)出血少:手术过程中流血少。微创手术视野比较清楚,血管处理会更精细,有助于减少出血量。

术后注意事项:

(1)戒烟。

(2)加强肢体功能锻炼。

(3)避免的人多的公共场所,避免呼吸道感染。

(4)少吃刺激性食物;多吃富含维生素的食物。

(5)定期门诊复查。

问:如何缓解癌痛?

答:(1)做正电子发射断层扫描(PET-CT)、头颅MRI、全身骨扫描等检查确认有无远处转移,如有须对症治疗。

(2)镇痛治疗,根据疼痛的部位、程度、性质、持续时间,遵从医嘱止痛治疗,观察药物效果及不良反应,调整药物及剂量,特别注意恶心呕吐等消化道反应及吗啡类药物的成瘾性及戒断。

问:肺大疱术后活动注意事项?

答:单纯肺大疱切除术后早期建议适当活动并逐渐进行适当运动,3个月内应避免剧烈运动;对于无肺大疱残留的患者1年后可以正常运动,包括跑步、游泳等;肺气肿型肺大疱患者术后有再发气胸的风险,运动应适度。

问:气胸分类有哪些? 发生后如何处理?

答:气胸是临床上较为常见胸部疾病,可根据形成原因大致分为:

(1)创伤后气胸:胸部被锐器刺伤后引起。

(2)原发性气胸:平时无呼吸道疾病病史,但胸膜下可有肺大疱,多见于20～40岁、身材瘦长的男性青壮年。

(3)继发性气胸:在肺部各种疾病基础上发生的气胸,如慢性支气管炎、肺气肿、肺结核、肺癌等。

处理:大多患侧肺压缩为30%以下,临床症状较轻微的患者通过吸氧、休息,多数胸腔气体会逐步吸收、恢复。但诸如因肺大疱破裂,或其他肺部基础疾病所致的气胸,临床上是有复发可能的,必要时应通过手术干预进行治疗。

问：气胸患者如何康复？

答：部分轻微的气胸患者通过休息静养，可逐步恢复正常：

（1）术后应在舒适安静的环境下中休息。

（2）避免用力和屏气动作。

（3）戒烟及戒酒。

（4）气胸出院后3个月内避免做牵拉动作，扩胸运动，以防诱发气胸。

（5）预防上呼吸道感染，避免剧烈咳嗽。

（6）增加营养，适度运动，强健体质。

问：慢阻肺如何防治？有哪些并发症？

答：防治：

（1）彻底戒烟：吸烟是该病的罪魁祸首，及时戒烟能延缓发病时间。

（2）保持室内空气洁净，应尽量减少室内呼吸道感染源，改善房间通风、避免室内二手烟等。

（3）预防感冒。

（4）每天适当运动。根据个人病情轻重及耐受能力，进行适当的锻炼康复治疗。

并发症如下。

（1）自发性气胸：自发性气胸并发于阻塞性肺气肿，常因胸膜下肺大疱破裂，空气泄入胸膜腔所致。

（2）慢性肺源性心脏病、右心衰竭等：在心功能代偿期，并无右心衰竭表现。当呼吸系病变进一步加重，动脉血气恶化时，肺动脉压显著增高,心脏负荷加重,加上心肌缺氧和代谢障碍等因素,可诱发右心衰竭。

(3)睡眠呼吸障碍:阻塞性肺气肿患者睡眠时通气降低较为明显。尤其是患者清醒状态下动脉血氧分压已经低达8.0 kPa(60 mmHg)左右时,睡眠中进一步降低,就更为危险。患者睡眠质量降低,可出现心律失常和肺动脉高压等。

中 医 篇

小谈失眠的饮食养生

饮食不节、脾胃功能失调、疾病、心理因素等均可直接影响睡眠，失眠患者应合理搭配饮食，注意饮食宜忌。失眠的一般饮食原则需遵照中医"胃不和则卧不安"的原则，以清淡易消化为宜，少食肥甘厚味、不易消化之类，晚餐应切忌过饱，以免加重肠胃负担，使夜卧不安。

平常生活中可采用一些食疗方法以改善失眠、提高睡眠

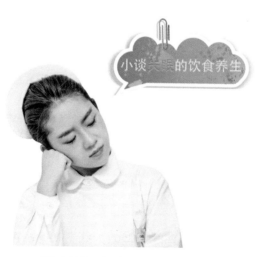

"美小护"和你谈谈失眠的饮食养生

质量。

1. 酸枣粳米粥

原料：酸枣仁末15克，粳米100克。

制法：先将粳米放适量水煮粥，临熟时放入酸枣仁末共煮。空腹食用。

功效：宁心安神，适合心悸、失眠、多梦、心烦等症。

2. 半夏粳米粥

原料：制半夏10克，粳米50克。

制法：先将半夏煎开后去药渣，将粳米倒入半夏水中煮粥。空腹服用。

功效：适合食滞不化，胃中不适引起的失眠。

3. 枣仁小米粥

原料：小米100克，枣仁末15克，蜂蜜30克。

制法：小米先煮粥，临熟时放入枣仁末煮熟并搅匀。食用时加蜂蜜，每日服2次。

功效：具有补脾润燥、宁心安神的作用，适合饮食不香，夜寐不宁、大便干燥的患者和人群。

4. 红枣西红柿粥

原料：粳米100克，西红柿250克，红枣100克，冰糖适量。

制法：粳米、红枣洗净，放适量水共煮粥，待熟时加入切成丁的西红柿和冰糖,再煮沸,每日两次服用。

功效:具有健脾益气、养阴润肺的作用,适合脾虚气弱、食少乏力、肺虚咳嗽等症。

5. 龙眼红枣粥

原料:龙眼肉15克,红枣20克,粳米100克。

制法:将龙眼肉和红枣洗净,同粳米一起放适量水共煮粥。早晚各服一次,须热服。

功效:具有养心安神、健脾补血的作用,可用于心血不足引起的心悸、失眠、健忘等症。

6. 莲子百合猪肉汤

原料:莲子、百合各30克,瘦猪肉250克,调料适量。

制法:将猪肉洗净,切成小块;莲子、百合洗净,共放锅中加水炖熟,加入调料后食用。

功效:滋阴清热、益肾养心、安神,适合失眠、心烦、头晕、耳鸣、健忘等症。

7. 百合蛋黄饮

原料:百合7克,蛋黄2只。

制法:百合用水浸泡一夜,至出沫时去其水。另取净水400 mL煮百合,至200 mL时去渣,打入蛋黄搅匀。每日服1次。

功效:适合心烦、失眠的人群。

8. 大枣葱白粥

原料：大枣30克，葱白50克，粳米50克，蜂蜜30克。

制法：将大枣洗净，去核；葱白洗净，切成碎末；粳米洗净，锅内加适量水，放入大枣、粳米煮粥，五成熟时加入葱白末，再煮粥熟，调入蜂蜜。每日1次，临睡前服用，连服1个月。

功效：适合烦躁不安、失眠的人群。

9. 黄精炖肉

原料：瘦猪肉500克，黄精50克，姜、葱、盐、料酒适量。

制法：将黄精、猪肉洗净，分别切成长3厘米、宽1.5厘米的小块。黄精和瘦猪肉块放入砂锅内，加适量水，再放入葱、姜、盐和料酒，炖熟至烂即可食用。

功效：养脾阴、益心脾。适合失眠、食少、多梦易醒的人群。

除上述食疗方法外，我们还可以结合证候表现，予以适当的食疗药膳。

（1）心脾两虚证：用桂圆莲子粥。桂圆肉15克，莲子20克，粳米100克。将桂圆肉、莲子、粳米洗净后放入锅中，加水适量，武火煮沸后改用文火煮至米熟粥成后食用。

（2）阴虚火旺证：用枸杞子炖甲鱼。枸杞子30克，甲鱼1只。将甲鱼宰杀，去内脏及表皮，洗净，与枸杞子一同放入锅中，加水适量，用小火炖至甲鱼肉八成熟，加入葱段、生姜，继续炖至甲鱼熟烂，加盐等调味即可食用。

（3）痰火扰心证：用竹茹芦根百合粥。竹茹15克，鲜芦根100克，百合30克，粳米120克。百合浸泡后去其苦味，竹茹、鲜芦根洗净后加水煎煮，取汁。把药汁、百合与淘净的粳米放入锅中，加水适量，煮粥熟后即可食。

除了养成合理的饮食习惯、采用合适的食疗搭配之外，还要建立良好的作息规律，根据自身情况适当的加强运动，保持良好的心态。

肿瘤患者适合中医疗法吗？

　　临床上常用中西医结合的综合治疗方法来治疗恶性肿瘤。中西医结合治疗近年来在肺癌诊疗方面也取得了不错的效果，有了长足的进展。中医治疗肺癌，以中医的特点弥补了西医治疗的不足，可以适用于整个治疗过程。

　　（1）扶正祛邪。扶正是指中医能够扶正固本，补气养血，增

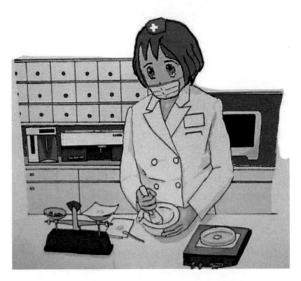

"美小护"告诉你肿瘤患者是否适合中医疗法？

强身体免疫功能。祛邪是指用中医药所产生的抗癌作用达到消灭恶性肿瘤、恢复健康的目的,抑制恶性肿瘤细胞。化疗结束后,可以吃一些辅助抗肿瘤药物,增加机体免疫力。扶正祛邪是中医治疗肺癌的最大特点之一,能够很好地改善患者的生活质量。

（2）扶正减毒。运用中医调补气血、阴阳的作用,减少放疗、化疗的毒副作用,以达到消瘤健身的目的,这是中医治疗肺癌的优势和独特之处。化疗期间,化疗药物的毒副作用可能会影响患者的食欲,此时,可适量服用改善食欲的中药。便秘的患者,可适量服用改善症状的药物,如大黄苏打。

（3）协同增效。中医治疗肺癌与其他疗法相结合,如手术治疗后运用中医治疗可以防止术后并发症和复发等,加快术后恢复,放化疗＋中医治疗的治疗效果明显优于单纯的放化疗,而且能够同时降低放化疗的副作用。

无论是吃中药还是看中医,均应到正规的医院,咨询主治医师,不要轻信民间偏方,且治疗时机要选择得当。

翻身拍背这件事，你会么？

　　为什么需要翻身拍背呢？那是为了确保患者舒适，预防压疮等并发症、促进排痰，保持呼吸道通畅，预防肺炎。

　　然而不是每个人都可以拍背的。如果患者有以下疾病请不要拍背：如不稳定的头颅/脊髓损伤、肺栓塞、大咯血、活动性出血、胸部骨折、多发肋骨骨折、主动脉夹层动脉瘤。也不是身体上

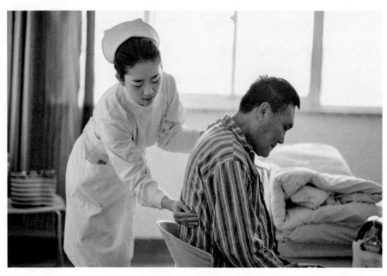

"美小护"示范拍背这件事

的每个部位都可以拍,拍背时务必注意:避免直接在赤裸的皮肤上叩击,避免叩击在创伤、纽扣、拉链处的皮肤上,禁止叩击在脊柱、胸骨、切口上和胸腔引流管处,禁止叩击肾区、肝区、脾区、女性乳房。同时不能在生命体征不稳定时拍背,进食前30分钟内、进食后2小时内,也不能拍背。

怎样才是正确的拍背排痰的方法:坐位的姿势最优,如果患者的身体不能或因为治疗的限制不能坐起时,也可采用侧卧位来进行。正确的手势:手掌合成杯状,拇指紧贴其余四指,腕关节不动,利用肩肘关节带动手掌,使手掌平稳着落。对肺部进行有节奏的叩击,从下至上,由外侧向内侧,每个肺叶反复叩击1～3分钟,叩击相邻的部位应重叠1/3。正确的手势行胸部叩击时,听到的是空空的叩击声而不是"啪啪"的拍打声。拍叩时要衬着衣物,力度适中,以达到排痰效果;同时不能引起疼痛,叩击局部皮肤以不发红为宜。掌握了这些方法之外还需注意:如果有伤口应用双手固定伤口两侧或环抱枕头,进行数次深呼吸,然后深吸气后屏气3～5秒,再进行2～3次短促有力的咳嗽。

最后告诉你拍背、翻身、雾化的关系以及翻身时是否可以拍背。应先雾化再拍背,稀化后的痰液更容易松动脱落,易于咳出。拍背排痰最好的顺序是:雾化吸入—叩击—咳痰—进食—饮水—睡觉,每次翻身时是否可以进行拍背,得根据患者痰液多少和黏稠度来决定。

防治雾霾中药棒棒哒

让我们先来了解一下什么是雾霾？

怎样才能将雾霾带来的危害降低到最低呢？

雾霾，顾名思义是雾和霾。但是雾和霾的区别很大。空气中的灰尘、硫酸、硝酸等颗粒物组成的气溶胶系统造成视觉障碍的叫霾。

雾霾天气是一种大气污染状态，雾霾是对大气中各种悬浮颗粒物含量超标的笼统表述，尤其是PM2.5（空气动力学当量直径小于等于2.5微米的颗粒物）被认为是造成雾霾天气的"元凶"。随着空气质量的恶化，雾霾天气现象出现增多，危害加重。

我们怎样预防保健？

大家可以应用中药防治，抗霾中药可分为"防""补""治"三个方面。

首先是"防"：药食两用的清肺热、滋肺阴品种，如菊花、金银花、鱼腥草（折耳根）、西青果、桔梗等；或者食材里的雪梨、百合、山药、银耳、木耳、薏苡仁等，都可有效防止因吸入雾霾粉尘引起的各种应激反应。

其次是"补"：补肺气的中药，如黄芪、白术；滋肺阴的中药如沙参、玉竹、石斛、麦冬、川贝等；都可通过中药养护作用，增加免疫力，提高肺的免疫功能，从而达到"治未病"的作用。

最后是"治"：对症治疗的药材，补肺气的黄芪，加上清肺气的鱼腥草和润肺止咳的百合，再加理气化痰的萝卜籽，煎水，雾霾天每天服用，能够起到及时清肺、润肺养阴、化痰散结的作用，简单实惠又有效。

使用中药还需注意以下方面：中药当中有一些性味比较寒凉，若是脾胃虚寒，有消化系统问题的人群和老年朋友，服用药物时应当咨询有经验的中医医生。

还应注意选择清淡的饮食，各种烧烤、火锅也应尽量少吃，忌烟酒；生活作息上早睡早起，保证充足的睡眠；适当锻炼增强体质和免疫力，但雾霾天应将室外锻炼改成室内。

化疗患者饮食调理中医来帮忙

　　肿瘤患者在化疗期间容易出现食欲不振、恶性反酸、呕吐是最常见的现象，甚至有的患者在化疗后半个月至1个月内，不思进食，这样会直接导致体重下降、抵抗力降低，精神不济。为了缓解化疗药物带来的不适反应，保证患者的营养均衡，我们结合中医调理列出了一些食谱，能帮助患者在化疗期间得到均衡的营

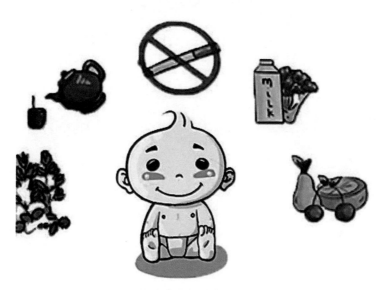

化疗患者的饮食调理

养,增强抵抗力,更顽强地与病魔做斗争。

长期化疗的患者忌食腌制熏烤、生冷、烟酒等食物,因为这些食物容易使癌物活化,降低免疫力。可以在化疗期间多食马铃薯、红薯来代替正餐,少食多餐,每天4～5餐,加餐以水果为主,在呕吐剧烈时,可以嚼嚼姜片,姜有止吐作用,会带来不一样的效果。

肿瘤患者化疗期间也可使用简单适宜的中药药材煲汤,目的是更好地帮助自身补气、益气,既增加抵抗力,又增进食欲,以下是美小护推荐的一些食谱。

1. 杞子甲鱼瘦肉汤

作用:补气、益气。

食材:枸杞子30克,甲鱼1只,猪瘦肉15克、姜片6片。

将甲鱼去内脏,洗净切小块,加水适量,与枸杞子、猪瘦肉炖烂,放盐,调味服食。适合化疗后身体虚弱。

2. 淮龙炖鳖汤

作用:补气、益气。

食材:鳖1只(鲜活,约250克),怀山药30克,龙眼肉20克,三七12克,生姜4片。

将三七、龙眼肉洗净,备用;将怀山药洗净,用清水浸半小时。用热水烫鳖,使其排尿后,宰杀,去肠脏,洗净,连甲壳斩块;与怀山药、龙眼肉、三七、姜片一齐放入炖盅内,加开水适量,炖盅加盖;文火隔水炖1～2小时。调味饮用。适用于化疗后气血虚弱者,并用于防治因放疗、化疗引起的虚弱、贫血、白细胞减少等症状。

3. 黄芪鸽子汤

作用:补气、益气。

食材:乳鸽1只,黄芪适量,当归适量,枸杞子适量,红枣适量。

将鸽子肉清洗干净,切大块,与药材入锅同煮。烧沸后文火炖1小时后加盐调味就行了。

结合中药材煲汤的讲究在于选料新鲜,火候掌控,中药材要在正规店家购买,患者食用的时候在于精而不是量多,趁"热"喝,感觉会更好呢!

"发物"亦能养生防病

经常听到民间流传："鸭肉、鹅肉等性寒凉食物，是'发物'不利于外科疮疡等疾病的恢复。""湿疹、银屑病、皮炎等皮肤病，辛辣刺激、鱼肉海鲜、牛羊肉等，这些食物都不能吃。""肿瘤晚期常阴阳气血虚，需食补，但是海参不能吃，牛羊肉尽量少吃，因为这些都是发物一定要避免食用。"

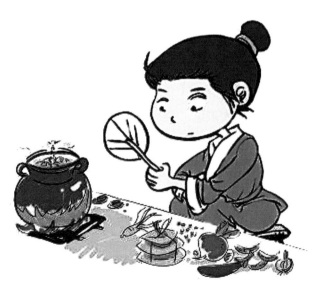

"发物"亦能养生防病

那么，"发物"究竟是怎样一类食物呢？中医是如何解读"发物"的呢？中医学认为，食物之所以能防治疾病，是由于它本身特有的性味，这就是食物的"食性"。如果不懂食性，那么对某些特殊体质的人或患者，食性就会诱发旧病，加重已发疾病，削弱药力，这是食物的"发性"，也就是民间所说的"发物"。所谓"发"，可以理解成"诱发、引发、助发"。原本有慢性疾病的人，体内存有"伏邪"，如果吃了"发物"，就可能诱发原有的慢性病，导致疾病反复发作。而如果体内没有"伏邪"，根据自己的体质适量吃些"发物"则是无害的。

常见"发物"有哪些呢，美小护为您一一介绍。

1. 发风之物

如海鲜、鱼、虾、蟹、鸡蛋、香椿芽、鹅等，易使人生风、疾病扩散、加重皮肤病变（如荨麻疹、湿疹、丹毒、疮痈疔疖等）的食物。患有荨麻疹、湿疹、中风等疾病，或患有过敏疾病者不宜食用。另外，海鲜对于痛风患者来说是发物，容易诱发疾病。不过，虾等水产品对于不过敏的人来说，因其富含优质蛋白质，是良好的营养物质。

2. 发冷积之物

是指具有寒凉的特性，容易损伤人体阳气，导致脾胃、心肺、肝肾等脏腑阴寒加重而导致泄泻、冷痛、咳嗽、胸痹等病症。如西瓜、柿子、冰糕、冬瓜、四季豆、莴笋、柿子等食品。一般脾胃虚寒、寒症体质等人群不宜多吃。但是对于实热体质的人群，冷积发物是比较好的降火良方,尤其在夏季,但是也不宜多吃,以免过度伤阳。

3. 湿热之物

指影响脾的运化,助湿化热的食物,如饴糖、糯米、猪肉等。对于脾胃虚弱、痰湿体质等人群,湿热发物都不适宜多吃。患有湿热、黄疸、痢疾等疾病者应忌食。中医学讲"甘能令人中满""膏粱厚味,足生大丁",甜食会影响脾胃功能,油腻易生湿热,而产生疔疮。痰湿体质的人一般比较胖,容易困倦,舌苔多白腻。因为这种湿热之类的发物较难消化,多食容易引起湿滞,引发脾胃不适和其他症状。但是,湿热发物并非绝对不好,如糯米对于中气不足的虚弱人群有一定补益作用。

4. 发热之物

指使人体产生火热性现象的食物,如葱、姜、韭菜、胡椒、羊肉、狗肉等温热、辛辣易助热上火的食物。这类发物对于热性体质、阴虚火旺者不适合吃;对于结核病患者及伤口有炎症的人也不适合;发热口渴、大便秘结之人不宜食用。但对于寒性体质(即阳虚体质)者来说,吃这些发热的食物往往有驱寒益阳的作用,有助于驱除体内的寒气。

5. 发燥之物

可使人体产生干燥津液不足的食物,既具有火热的性质又具有伤津液的特征,如炒干果中炒板栗、炒花生、炒瓜子等。

6. 动血之物

能伤络动血的食物如胡椒、辣椒、桂圆、羊肉、狗肉、白酒等。此类食物多具温热性质,易迫血外出,如血热上冲的衄血、吐血、咯血,或血热下注的痔疮、月经过多、血尿等。一般对于各种出血性疾病,如崩漏带下、月经过多等病症的患者不适合食用。虽说吃山楂开胃,但生山楂开胃活血,可诱发流产,所以妊娠期间山楂就是动血发物。不过,这些食物有非常好的通经活络、活血化瘀的疗效,可用于防治血瘀型头痛、肩周炎及部分种类的风湿性疾病。

7. 滞气之物

如豆类、薯类、油腻食品、油糕、荞面、莜面、芡实、莲子、芋头、红薯等,这类发物有滞涩阻气的作用,不易消化会导致气机阻滞不畅,产生胃胀、腹胀。特别是对于脾胃虚弱者,容易引起消化不良、腹胀、没胃口等症状。不过,这些食物不少都有固肾涩精、补脾止泄的功效。对于脾虚型腹泻或者肾虚早泄的人群有一定食疗效果。

8. 光敏性食物

光敏性食物指那些容易引起日光性皮炎的食物。如莴苣、茴香、苋菜、荠菜、香菜等。这些食物不大量食用不会出现不良反应,但过敏体质人群要少吃。

"发物"的范围其实很广泛,几乎涉及大家日常饮食的方方面面。与其对发物警惕，不如好好认识"发物"，正确吃"发物"。因为只有懂得如何结合自己的证型吃"发物"，才能达到养生防病的功效。

养生先养肺，大约在冬季

冬季的时候气候干燥，空气当中的水分缺乏，这对我们的肺部是不利的。因此，在冬季尤其要注意养肺。美小护教你四种方法：

1. 多做深呼吸

每天清晨起床先站在窗口，吸入清气、呼出浊气。吸气时，最大限度地向外扩张腹部，胸部保持不动；呼气时，最大限度地向内收缩腹部，胸部保持不动。

2. 捏捏鼻养肺防感冒

鼻子是和外界相通，与身体很多器官相连接的重要部位。对于鼻子的养生保健是很重要的，按照一定的手法按摩鼻子可以帮助养肺。经常摩擦鼻两侧可使鼻腔血流通畅，温度增高，从而可使吸进的空气变温，使肺部免受冷空气的刺激，免除咳嗽，预防感冒。增强局部气血流通，使鼻部皮肤津润光泽。

3. 定期沐浴可护肺

在秋冬季里可以通过洗澡来促进血液循环，使肺与皮毛气血流通。一般洗浴的水温可在20～30℃，在沐浴前先喝一杯淡盐开水，洗浴时不要过分揉搓，以浸浴为主，时间以20分钟左右为宜。同时也不要使用碱性过大的肥皂或沐浴露。

4. 健身能养肺

一天当中，养肺的最好时间是早上的7：00～9：00，可以在这个时间段进行一些有氧运动，如慢跑。这样可以强健肺功能。体弱者可以从散步开始。每日步行500～1 500米，开始时可用自己习惯的速度走，然后用稍快的速度，适应后再逐渐增加锻炼的时间。

每日一按养肺健身

　　立秋时节，中医养生以驱邪、固护肺阴为原则。经络穴位养生以调理肺经穴位为主，主脏为肺，肺开窍于鼻，其华在皮毛；肺喜润勿燥，需谨防燥邪和热邪侵袭。本节美小护介绍4个调理肺经的穴位，于这4个穴位按摩推拿，应用拇指指腹按住穴位做旋转揉动，力度以感觉酸胀为度，2～3分钟后，用拇指指端按在穴位处，逐渐向下用力，以产生酸胀感为度，持续约30秒，每天1次。

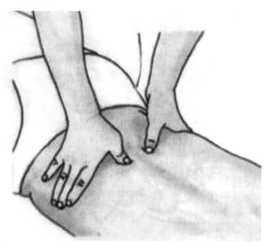

每日一按示意图

1. 尺泽穴

定位：肘横纹中，肱二头肌腱桡侧凹陷处。

取穴：肘部微曲，手掌向前上方，触及肘弯里大筋（肱二头肌腱）的桡侧（外侧），与肘横纹的交点，即是本穴。

功效：清宣肺气，泻火降逆。

2. 列缺穴

定位：在前臂部，桡骨茎突上方，腕横纹上1.5寸处。

取穴：两手张开虎口，垂直交叉，一侧食指压于另一侧的腕后桡侧高突处，当食指尖所处赤白肉际的凹陷，即是本穴。

功效：宣肺解表，通经活络。

3. 膏肓穴

定位：在背部，第4胸椎棘突下，旁开3寸。

取穴：由平双肩胛骨下角之椎骨（第七胸椎）往上推三个椎骨即第四胸椎骨棘突下。

功效：扶阳固卫，养阴安营。

4. 偏历穴

定位：阳溪到曲池的连线上，阳溪上3寸。

取穴：两手虎口垂直交叉，当中指端落于前臂背面，所指处有一凹陷，即为此穴。

功效：清泻火热，通调水道。

萌态八段锦，带你梳气养肺

八段锦形成于12世纪，是中国优秀的传统保健功法之一，动作简单易行，功效显著，在历代流传中形成许多练法和风格各具特色的流派，古人把这套动作比喻为"锦"，意为动作舒展优美，如锦缎般柔顺，又因为功法共分为八段，每段一个动作，故名为"八段锦"。

1. 第一式：两手托天理三焦

胸膈以上为上焦，胸膈与脐之间为中焦，脐以下为下焦，两手交叉，拔伸腰背，提拉胸腹，活动颈椎，使全身气机流通。

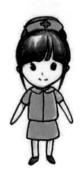
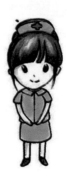
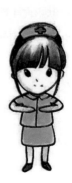

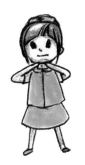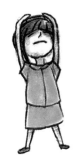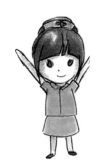

2. 第二式：左右开弓似射雕

左右手如同拉弓射雕，消除肩背部的酸痛不适，增加肺活量，抒发胸气、消除胸闷，梳理肝气、治疗胁痛。

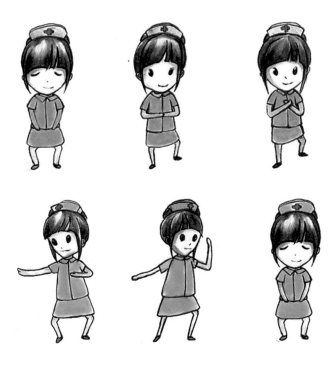

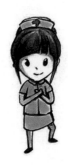
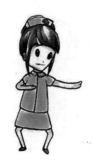
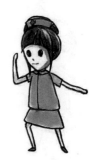

3. 第三式: 调理脾胃需单举

左右上肢松紧, 配合上下对拉拔伸, 牵拉腹腔, 按摩脾胃肝胆, 有助于消化吸收, 增强营养。

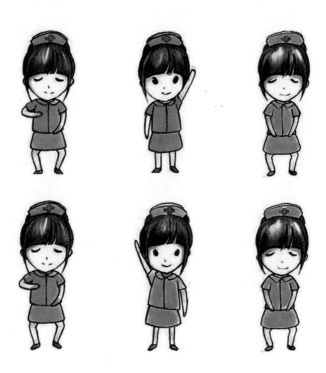

4. 第四式：五劳七伤往后瞧

五劳是五脏的劳损，七伤是七情伤害，这一式转头扭臂挺胸，调整颈椎，刺激胸腺，增强免疫力。

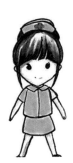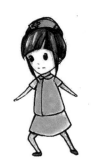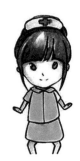

5. 第五式：摇头摆尾去心火

上身前俯，头部摆动，使心火下降，可以消除心烦、口疮、口臭、失眠多梦、小便热赤、便秘等症候。

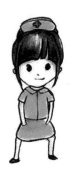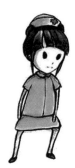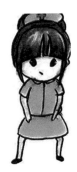

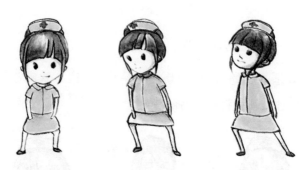

6.第六式:两手攀足固肾腰

前屈后伸,双手攀足,使身体与腰部,得到拉伸牵扯,调理腰背的肌肉,强肾健体。

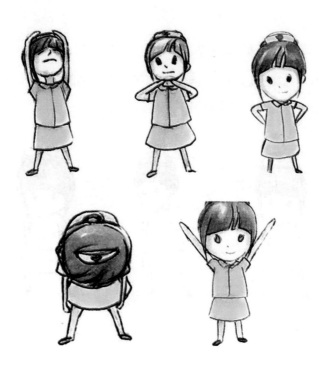

7. 第七式：攒拳怒目增气力

　　马步冲拳，怒目瞪眼，均可刺激肝经系统，使肝血充盈，肝气疏泄、强筋健骨。

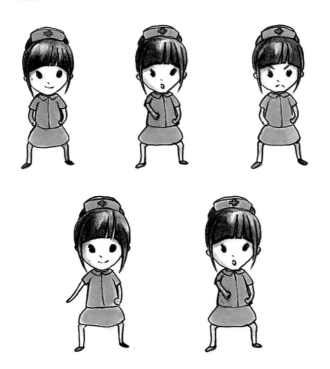

8. 第八式：背后七颠百病消

　　动作简单、颠足而立、拔伸脊柱、下落振身、按摩五脏六腑、下落震荡、导致全身的抖动，可消除百病。

　　"八段锦"是中国古代佛家道家都非常重视的一套养生功法,整套动作柔和连绵,滑利流畅,有松有紧,动静相兼,气机流畅,骨正筋柔。既是身体运动也是内功,正确严谨习练可以打通经络,排除体内湿寒阴气,另还有很多意想不到的神奇功效。

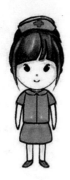 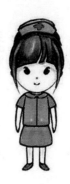

当代中国科学家学术谱系丛书

丛书主编　王春法

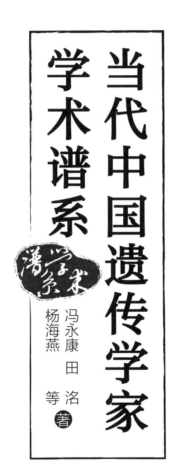

当代中国遗传学家

学术谱系

冯永康　田　洺
杨海燕　　　等 著

上海交通大学出版社
SHANGHAI JIAO TONG UNIVERSITY PRESS

内容提要

本书系《当代中国科学家学术谱系丛书》之一。全书以简明的笔调,勾勒出了当代中国遗传学家学术谱系的形成概貌,并尝试剖析了影响中国遗传学家学术谱系建立的内外因素,力图寻找出促进遗传科技进步的政策含义和文化内涵。另一方面,本书通过对中国遗传学家学术谱系的研究,以期透视出中国遗传学教育发展的基本状况,对如何发展遗传学教育清理出一定的政策因素。

图书在版编目(CIP)数据

当代中国遗传学家学术谱系/冯永康等著.—上海:
上海交通大学出版社,2016
(当代中国科学家学术谱系丛书)
ISBN 978-7-313-14491-1

Ⅰ.①当… Ⅱ.①冯… Ⅲ.①遗传学-学术思想-
谱系-中国-现代 Ⅳ.①Q3

中国版本图书馆 CIP 数据核字(2016)第 158322 号

当代中国遗传学家学术谱系

著　　者:冯永康　田　洺　杨海燕　等
出版发行:上海交通大学出版社　　　　　　　　地　　址:上海市番禺路 951 号
邮政编码:200030　　　　　　　　　　　　　　电　　话:021-64071208
出 版 人:韩建民
印　　制:上海景条印刷有限公司　　　　　　　经　　销:全国新华书店
开　　本:710mm×1000mm　1/16　　　　　　 印　　张:11.25
字　　数:187 千字
版　　次:2016 年 7 月第 1 版　　　　　　　　 印　　次:2016 年 7 月第 1 次印刷
书　　号:ISBN 978-7-313-14491-1/Q
定　　价:58.00 元

"当代中国遗传学家学术谱系研究"
课题组成员名单

负责人: 田　洺

协调人: 杨海燕

执笔人: 冯永康(特聘专家)

顾　问: 赵功民　戴灼华　安锡培

成　员: 黄渡海　陈振夏　葛水玉　吴　瑾

　　　　张淑华　柯遵科　李海鹏　金晓星

总　序

　　中国现代科学制度系由 20 世纪初叶从西方引入的,并在古老而年轻的中国落地生根、开花结果。百余年来,一代又一代中国科技工作者尊承前贤、开慈后学,为中国现代科技的初创、进步,并实现跨越式发展作出了巨大贡献。可以说,中国现代科技的发展史,就是一部中国科技工作者代际传承、接续探索的奋斗史。今天,我们站在建设创新型国家的历史新起点上,系统梳理百余年来中国现代科技发展的传承脉络,研究形成当代中国科学家学术谱系,对于我们深刻理解中国现代科技发展规律和科技人才成长规律,对于加快建设人才强国和创新型国家,无疑是十分重要和必要的。

一

　　学术谱系是指由学术传承关系(包括师承关系在内)关联在一起的、不同代际的科学家所组成的学术群体。在深层意义上,学术谱系是学科学术共同体的重要组成单元,是学术传统的载体。开展当代中国科学家学术谱系研究,旨在深入探讨各门学科或主要学科分支层面上学术谱系的产生、运作、发展以及在社会中演化的历史过程及一般趋势,促进一流学术谱系及科学传统在当代中国生根、成长。

　　学术谱系研究具有重要的学术价值。它突破了以往科学史研究的边界,涉及由学术谱系传承过程中数代科学家所构成的庞大的科学家群体,而且在研究时段上要考察历时达数十年乃至近百年的学术谱系发生发展过程。为了实现这一目标,研究者必须将人物研究、科学思想史研究与关于科学家群体的社会学解析(群体志分析)结合起来,将短时段的重要事件描述、中时段的谱系运作方式研究与长时段的学术传统探讨乃至学科发展研究结合起来。

学术谱系研究还具有突出的现实意义。它有助于探讨现行体制下科技人才成长规律,回答"钱学森之问";有助于加快一流学术传统在当代中国的移植与本土化进程,有助于一流学术谱系的构建,也有助于一流科技人才的培养。

二

当代中国科学家学术谱系研究,以科学家和科学家群体为研究对象,通过综合运用科学史、科学哲学和科学社会学的理论和方法,分别从短时段、中时段和长时段多种视角审视学术谱系的产生与发展过程,画出谱系树。在此基础上,就学术谱系的内部结构、运作机制、相关学术传统及代际传承方式展开深入研究,同时与国外先进学术谱系展开比较研究,并结合国情提出相关政策建议。

具体来说,当代中国科学家学术谱系的主要研究内容,应包括以下五个方面:(1)结合学科发展史,对学科内科学家进行代际划分和整体描述,找出不同代际之间科学家之间主要的学术传承关系,描述学术传承与学科发展、人才成长的内在联系;(2)识别各学科中的主要学术谱系,归纳提炼出代表性谱系的学术思想和学术传统;(3)研究主要学术谱系中代表性科学家在相关学科发展中的地位与作用;(4)着眼于学术谱系发展趋势,分析相关学科发展的突出特点、主要方向以及潜在突破点;(5)与国外相关学术谱系开展比较研究。

三

如何开展当代中国科学家学术谱系研究? 首先要广泛而扎实地收集史

料,在保证真实性的基础上,尽可能做到详尽、全面。史料收集可采用文献研究、访谈、网络数据库等方法,其中以文献研究方法为主。如采用访谈方法,必须结合历史文献记录对访谈的内容进行验证,以免因访谈对象的记忆错误或个人倾向而导致史实上的分歧问题。

其次,确定代际关系。划分代际关系是适当把握学科整体学术谱系结构的重要前提。可以学科史、师承关系和年龄差距这三方面依据为参考。学科史有助于了解学科发展早期同代际学者的分布以及彼此之间的合作关系。师承关系是划定不同代际的基本依据,但由于科学家的学术生涯长达50年左右,对其早期弟子与晚期弟子应作必要区分。此时,则需要参考年龄因素,可以25年为代际划分的参考依据。

再次,初步识别并列出所研究领域内的所有谱系。对所研究的学科进行一个概略性的介绍,包括该学科在我国移植和发展的大致情况、所包含的分支领域和主要学术谱系等。依据适当理由对不同代际科学家进行划分,描述不同代际科学家之间的总体学术传承关系。尽可能全面、系统地列出所有能够辨识的学术谱系,绘制出师承世系表。

第四,开展典型谱系研究。从经过初步识别的学术谱系中选出若干具有典型意义的重点谱系进行深入研究,理清谱系发展过程中的主要事实。典型谱系的研究可按短、中、长三个时段推进。典型谱系的研究要以事实为基础,但不能仅仅停留在史实上,而要在史实基础上进行提炼(特别是在中时段和长时段研究中),通过提炼找出规律性的东西。

第五,与国内外相关学术谱系进行比较研究。选择与所选典型谱系相似方向和相同源头的国外学术谱系进行比较研究,主要考察内容可包括学术传统差别、人才培养情况差别、总体学术成就差别、外部发展环境差别等。

第六,提出研究建议。结合在典型学术谱系研究和比较研究中总结出的促进学术谱系健康成长的经验和阻碍、制约学术谱系发展的教训,给出相关研究和工作建议,以推动一流科学传统在我国的移植与本土化进程,促进我国科学文化和创新文化的发展。

四

中国科协是科技工作者的群众组织，是党领导下的人民团体。广泛动员组织科技界力量开展当代中国科学家学术谱系研究，梳理我国科技发展各领域学术传承的基本脉络，探究现代科技人才成长规律，对科协组织而言，既是职责所系，也是优势所在。

为此，自 2010 年 5 月起，中国科协调研宣传部先后在数学、物理、化学、天文学、生物学、光学、医学、药学、遗传学、农学、地理学、动物学、植物学等学科领域，启动当代中国科学家学术谱系研究，相关研究成果就此陆续出版。我们期待，本套丛书的出版将带动学界同行进一步深入探讨新中国成立前后、"文革"前后，以及改革开放以来我国科学家学术传承的不同特点，探讨中国科学家学术谱系与国外科学家学术谱系之间的区别和联系，探讨国外科学传统（英、美、德、日、法以及苏联传统）的引入与本土研究兴起之间的内在关联，从而为我国科技发展更好遵循现代科技发展规律和科技人才成长规律，实现新发展新跨越提供有益的思考和借鉴。

本套丛书的研究出版是一项专业性的工作，也是一项开创性的工程。感谢各有关全国学会的大力支持，感谢中国科技史学界同行们的热情参与，也感谢上海交通大学出版社的辛勤付出。正是有了各方面的积极工作和密切协作，我们更有信心把这项很有价值的工作持续深入地开展下去。

是为序。

王春法

2016 年 5 月 23 日

致　谢

在《当代中国遗传学家学术谱系》的形成过程中,笔者曾通过亲临走访、电话访谈等多种途径,得到了中国遗传学界的赵功民、安锡培、赵寿元、吴鹤龄、戴灼华、罗鹏、李绍武、傅松滨、曹阳、潘家驹等先生的热心指导和提供资料的帮助,谨此致以诚挚的谢意。

"当代中国遗传学家学术谱系研究"课题组

2015 年 5 月 8 日

目　录

第一章　学术谱系概述

关于为何要研究学术谱系　学术谱系能够反映学科的变迁,学术谱系的壮大往往是学科发展的体现。在正常的学术环境中,学术谱系的发展反映了学术传统的涵养和承袭,体现在每一个新研究领域的建立、拓展和衍生过程之中。通过学术谱系的研究,有助于厘清学科的发展历程;有助于厘清学术传统的沿革。通过学术谱系的萌发、成长、断裂、歧化和聚合,还能映射出时代的特征,挖掘出背后的文化和政策要旨;通过相类似的学术谱系的国别比较研究,能够更清楚地看出对象谱系中的问题及其含义。

关于研究学术谱系的方法　学术谱系的研究,需要运用社会调查和历史分析的方法。学术谱系不是一般的家谱,不能简单地确定一个标志,例如像家谱那样标男不标女,或者标嫡不标庶。学术谱系不单纯是师徒继承关系的记录,更是学术传统和思想方法的传承与铭刻。学术谱系也不是学派,学派能够反映出学术谱系的菁华,包括关注的问题、方法论和基本的范式等,但是学派往往容易忽视谱系中一些个体的存在。

关于本课题的研究目的　通过该课题的研究,试图厘清中国遗传学家的学术谱系,从实证的角度,探索中国遗传学发展的历史轨迹。更重要的是,通过中国遗传学家学术谱系的考查,可以研究中国遗传学学术传统的形成;研究遗传学学术传统对于遗传学进步的作用;研究影响遗传学学术传统的各种内外因素。特别是以遗传学为重要案例,可以分析科学中国化的过程,科学在中国,特别是在新中国的成长历程,从而分析出促进科技进步的政策含义和文化内涵。

此外,通过对中国遗传学家学术谱系的研究,也可以透视出中国科学教育发展的基本状况,研究科学教育自主性的有关问题,从而对如何发展科学教育清理出一定的政策因素。

第一节　社会学视野下的学术谱系

一、一些基本的概念及其含义

（一）谱系的概念

社会学的谱系定义主要是指宗族世系或具有同一来源的同类事物的历代传承，以及对上述世代关系加以记述的书籍。在进化论的框架下，谱系概念是指物种变化和延续的系统。

（二）学术谱系的概念

学术谱系是指在一定专业研究领域内的知识和技能的历代传承关系。学术谱系的构成包括：对象人物的学生、研究助理与合作者；研究人员之间的关系；承袭某个学术传统的主要概念、观点、方法论和研究对象的特点。学术谱系更像是进化论视角下的谱系图，有发源、演变、歧变、退化和消失等。

从历史的角度看，一般而言，学术谱系历经了由非师承到师承的转变；由非建制化的师承到建制化师承的转变。但也并不尽然，例如英国生物学家达尔文（C. R. Darwin）和德国心理学家冯特（W. Wundt）就是两个极端：达尔文没有严格意义上的学生，但是他的学术思想和方法论等，却被传递了下来；而冯特和他的学生是典型的师承关系所构建的学术谱系，欧美的早期实验心理学家几乎都和他有着师徒关系。

二、一些基本的认识

（一）学术谱系与学派的关系

学派是指在某一领域内的研究者的创造性联合，这种联合不是基于形式上的组织，而是基于对问题及其解决方法的统一，以及理论框架、工作方式及思维模式的一致性，最终形成独特的见解和风格。

学派与学术谱系会出现一定程度的重合。例如，以美国遗传学家摩尔根（T. H. Morgan）为起始点的师承谱系中的遗传学家，有很多就是重合的，但是又不完全一致。学派的沿袭也不一定通过师承关系来完成。例如,所谓米丘林(И. В. Мичурин)学派的聚合和传递,更多的是在特殊的政治环境下,由不同地域的研究者的彼此认同而完成的。在师承关系中,学生的研究进路也可能会在尔后的事业中与导师分道扬镳。

(二)现代教育科研体制下的学术谱系及其形成规律

学术谱系与建制化的教育密切相关。自18世纪90年代德国大学改革以来,形成了建制化的学术传承体系。学术谱系就更多地依靠学校的系统教育,特别是研究生的教育。但是学校的师承关系也并不一定就是谱系联系,转变学术方向或者职业方向、师生观点分歧等,都可能造成谱系的变化。

(三)学术谱系的基本特征

学术谱系是学术思想和方法论的一种传承关系。这种传承可以是建制化系统教育的产物,也可以是殊途同归的结果。学术谱系有其发生、发展、分化、聚合、衰落的过程。学科并不是一成不变的,这也决定了学术谱系同样很难恒久地保持下去。一些学术谱系会伴随着学科的失势而走向衰微甚至衰亡,例如生物学中的比较解剖学。还有一些学术谱系,则会随着学科的发展而被更细化的学术谱系所取代。例如,分子遗传学、进化遗传学、医学遗传学等,这些都发端于孟德尔遗传学和细胞遗传学,但是又基本上超越或者完全取代了他们。

(四)学术谱系与学术传统

学术谱系是学术传统的重要表征,它记载着一种学术传统的发源、发展和去向。学术谱系的繁盛与衰败,基本上可以反映学术传统的基本状况。例如,中国历史上的阳明学、科学中的集合论、孟德尔—摩尔根遗传学等,其学术谱系都雕刻了学术传统的印记。通过其学术谱系的变化,可以看出学术传统的继承和流变,以及新的学术传统的萌发或者遏止。而在非正常环境条件下产生的变化,则可能会使学术传统产生暂时的中断。例如,李景均在20世纪50年代初期的离国出走,就造成了群体遗传学的学术传统在中国的断裂。

(五)学术谱系与科学的进步

学术的进步来自新学科的诞生、新传统的创立与全新的思想和方法。但在更多的情况下,则来自共同范式下的求解难题;来自学科的深入和拓展,因此需要几代人的共同努力,才能促进学术的进步。学术谱系就是这一变化过程的传承载体。细胞遗传学和分子遗传学、分子进化论和支序分类学等,都是通过学术谱系来延续传统,来将问题引向深入并拓展其研究领域的。

学术谱系中带头人的学术威望和良好声誉,可以吸引大量的资助和优秀的年轻人,形成优势积累效应,推动学术的进步。例如,丹麦物理学家玻尔(N. H. D. Bohr)的学生有 7 名是诺贝尔奖得主;新西兰物理学家卢瑟福(E. Rutherford)指导的弟子中,则有 11 名得过诺贝尔奖。又如,以李汝祺—谈家桢为起始点的遗传学术谱系的建立,则在很大程度上推进了遗传学在中国的发生、重建和发展。

第二节 为何要研究学术谱系

一、厘清学术传统的轨迹

学术谱系所彰显的学术传统是学术进步的基本。通过学术谱系的研究,除了能够梳理清楚学术传统这一史学要求外,更重要的是,可以更进一步认识某些学术传统的萌发、形成、繁荣或者转向、衰败等。

通过学术谱系的研究,有助于研究学术产生的具体环境。学术从来都不是孤立存在的。从内史的角度看,学术谱系的形成受制于很多来自学术团体、等级概念和学术权威的影响,而这些可能冲淡了学术本身的功效,或者阻碍,或者扭转了科学本该发展的方向。从外史的角度看,学术的成长受制于所处的社会大环境,学术谱系的变迁多少反映了学术外部环境的变化。因此,研究学术谱系,厘清学术外部环境的影响,有助于找出政策、经济等环境因素带来的影响和制约;有利于有针对性地汲取历史的经验和教训,有的放矢地通过政策的调整和经济的资助,促进学术的进步和发展。

二、清楚学术进步的规律

在正常情况下,学术谱系的昌盛与否,反映了学术的繁荣状况。学术谱系的强盛,在很大程度上不是学术自身发展的结果,也可以是社会经济发展的需求和期待的反映,或者社会文化发展导向的结果。例如,在 1970 年代末,不少青年学子在陈景润的感召下走进数学教育和研究领域,在杨振宁、李政道的影响下走进核物理的研究。又如,20 世纪末至 21 世纪初,很多人跻身于计算机行业,等等,这些多多少少不是学术自身发展的结果。

学术谱系是学科发展的晴雨表之一。有些学科在学术本身是需要的,但是可能由于当时社会的需求较为薄弱,或者由于其他原因,得不到应有的发展,这在学术谱系中会得到反映。如果一味地按照学术自己的传统,或者特定环境下的学术发展趋向,有些学科就可能不应该地走向衰微乃至死亡。如果说学术共同体是学术发展看不见的"手",有时候确实需要国家政府或者社会组织发挥看得见的这种"手"的作用,从整体学术发展的角度,从社会发展的角度,从知识进步的角度,从文化保留的角度,去扶持和资助某些学科的发展。

三、汲取历史教训,促进科学的发展

近代西方科学植入中国的进程既复杂又曲折,受到学术界内外多重因素的影响。学术谱系的变迁是学术传统的真实记载,是学术历史沿革的实证记录。认真、细心地梳理和深入分析、研究学术谱系,能够发现阻碍或促进科学在中国发展进程中很多有价值的东西;可以为科学历史弥补一些思想性的内涵,或许也能够发现一些有规律性的历史经验和教训,并希望对有国际影响力的原创性研究群体在中国的形成,提供有益的启示。

当前,我们的国家正处在一个由科技大国向科技强国转变的关键时期,我国科学研究的原创水平还比较低,学术界模仿甚至简单照搬的现象也比较严重,这些都已经成为制约我国科学发展的重要因素。

学术谱系标示着学科发展的脉络。建立新的学科、促进前沿学科的健康迅速发展,是推动科学原创性的一个重要措施。而通过学术谱系的研究,能够分析出学术成长过程中的一些相关因素。这样,有助于制定有针对性的国家政策,或者聚焦并解决阻碍我国科学原创性不足的某些要害因素,促进我国科学的健康发展。

第三节　遗传学学术谱系的历史梳理

建制化的学术谱系,是伴随着建制化的科学教育而成长并扩散其影响的。胚胎学、生理学、细胞学、组织学、分类学等是比较早地开始出现建制化科学教育的。正是因为有了首先发生在德国的建制化科学教育,才出现了真正意义上的生物学学术谱系,并随着德国教育模式的扩散传播到欧美以及中、日等国家。生物学(Biology)一词早在 19 世纪初期就已经出现,但遗传学(Genetics)作为独立学科的出现,则晚于分类学、细胞学、胚胎学等生物学的分支。19 世纪末,对胚胎发育、物种由来等生物学问题的广泛讨论与深入研究,构成了现代遗传学建立的重要背景。

一、孟德尔定律的重新发现和遗传学的兴起

1866 年,奥地利神父孟德尔(G. Mendel)根据他长达 8 年的豌豆杂交试验结果,发表了《植物杂交的试验》论文,揭示了现在称为孟德尔定律的遗传规律,奠定了现代遗传学的基础。但是由于种种原因,孟德尔的卓越发现却在以后的 30 多年中一直被湮没着。

1899 年 7 月 11~12 日,以"植物杂交工作国际会议"之名义,在英国伦敦召开的第 1 届国际遗传学大会上,英国遗传学家贝特森(W. Bateson)宣读了《作为科学研究方法的杂交和杂交育种》的论文,提醒人们注重研究生物单个性状的遗传原理,指出:"如果要使实验结果具有科学价值,那就一定要对这种杂交后产生的子代,从统计学上加以检验。"贝特森通过对家鸡冠形和羽色等性状进行的杂交实验,不仅发现了与孟德尔类似的分离比率,还了解了对杂种后代进行统计学分析的重要性。从研究方法和实验结果上,贝特森都很接近孟德尔的发现,这说明孟德尔学说被学术界接受的时机已经成熟。

1900 年,荷兰植物学家德弗里斯(H. De Vries)的《杂种的分离律》、德国植物学家科伦斯(C. Correns)的《关于品种间杂种后代行为的孟德尔定律》和奥地利植物学家丘歇马克(E. von. S. Tschermak)的《豌豆的人工杂交》等三篇论文,相继在《柏林德国植物学会》杂志第 18 卷上发表,表明孟德尔学说被承认的

时代已经到来。这就是科学史上的"孟德尔定律的重新发现"。

然而,孟德尔学说受到科学界重视,遗传学的真正崛起,还主要归功于贝特森的积极倡导和不懈努力。1900年5月初,贝特森从德弗里斯寄给他的论文中了解到孟德尔的工作和发现。作为一个长期致力于生物进化、变异和遗传研究的科学家,他比前三位再发现者,更加深刻地认识到孟德尔工作的重要意义。在5月8日的英国皇家园艺学会大会开幕时,贝特森做了题为《作为园艺学研究课题中的遗传问题》的演讲,结合孟德尔论文报告证实了孟德尔定律的有关实验,出席会议的学者们也才第一次知道了孟德尔的豌豆杂交实验及其所揭示的遗传定律。

1901年,贝特森率先把孟德尔的论文《植物杂交的试验》由德文译成英文,并加以评注发表在英国皇家园艺学会杂志上,使孟德尔的重大发现首先引起了英语国家的注意,进而在世界各国产生了巨大的反响。

与此同时,贝特森和他的学生庞尼特(R. C. Punnett)将孟德尔论文中的文字和数学公式图式化,并给予了固定符号,如杂种第一代用"F_1"表示、杂种第二代用"F_2"表示;把决定相对性状的遗传因子(即"等位基因")称为"allelomorph"(现在简化为"allele")。此外,贝特森还提出了"homozygote"、"heterozygote"、"epistatic gene"等遗传学术语,由此促进了人们对孟德尔学说的理解。1906年7月30日~8月3日,在英国伦敦召开的第3届国际遗传学大会上,贝特森第一次建议人们把研究遗传和变异的生理学,统称为"Genetics"(即"遗传学")。"Genetics"这个词语,准确完整地表达了遗传学这门新学科的内容。该建议顺利地被出席大会的学者们所接受。美国进化生物学家迈尔(E. Mayr)在《生物学思想的发展》一书中写道:"我们在遗传学这个领域里所具有的一些最主要的技术性术语,应该首先归功于贝特森。"

二、遗传学学术谱系的起源和重要分支的创立

在孟德尔定律被湮没的30多年间,细胞学的研究由于细胞学说的丰富和显微制片技术的改进有了重大发展。1892年,德国生物学家魏斯曼(A. Weismann)立足当时生物学的研究成果,主要根据比利时胚胎学家贝内登(E. von Beneden)、德国实验胚胎学家鲍维里(T. Boveri)等人对马蛔虫的研究,从思辨推理出发,发表了《种质:一种遗传理论》的代表作。魏斯曼认为:"遗传是由具有一定化学性质、首先是具有分子结构的物质在世代之间的传递来实现的,这

种物质就是'种质'";"有性生殖能够增加遗传的变异性","遗传的变异是由种质的变异产生的,因而成为生物进化的原因";"当环境的影响只改变了体质,而并没有引起种质发生相应的变异时,这种体质变异,即后天获得性状是不能遗传的。"魏斯曼"种质学说"的提出,在理论上已经为遗传学的发展开辟了道路。

1902年,鲍维里用胚胎学和细胞学的实验方法对马蛔虫和海胆的染色体进行研究后,得出了"染色体的行为与孟德尔遗传因子具有平行关系"的结论。1903年,美国遗传学家萨顿(W. S. Sutton)通过笨蝗精子形成过程中染色体变化的研究,意识到孟德尔遗传因子的分离和重组,与染色体在减数分裂中的分离和重组是如影随形、完全一致的,他由此得出了"同源染色体在减数分裂时,以配对形式联会,再彼此分离,将构成孟德尔遗传定律的物质基础"的著名推论。与此同时,美国细胞学家威尔森(E. B. Wilson)在《发生与遗传中的细胞》第2版中,把细胞学家对染色体的认识与孟德尔定律进行了漂亮的综合,把生物的发生与遗传统一在细胞的水平上,推进了人们对染色体和遗传之关系的认识。

1909年,美国遗传学家摩尔根从他自己培养的野生型红眼果蝇群体里,意外地发现了一只白眼雄果蝇。通过果蝇眼色遗传学分析,摩尔根第一次把一个具体的基因定位于一个特定的染色体上,从而为遗传的染色体理论提供了重要的实验证据,开辟了细胞遗传学的新时期。这以后,摩尔根和他的学生继续以果蝇为研究材料,进行了一系列的确定基因与染色体关系的精彩实验,相继发现了基因的连锁和互换规律、性别决定和伴性遗传的机理。1926年,摩尔根出版了集染色体遗传学之大成的名著《基因论》(The Teory of the Gene),系统地阐述了遗传学在细胞水平上的基因理论,使遗传学获得了前所未有的大发展。

同一时期,美国遗传学家埃默森(R. A. Emerson)和麦克林托克(B. McClintock)等人通过玉米遗传学的研究,充实和发展了细胞遗传学。

在这之后,英国统计学家费希尔(R. A. Fisher)的《自然选择中的遗传理论》、美国遗传学家赖特(S. Wright)的《孟德尔群体的进化》和英国遗传学家霍尔丹(J. B. S. Haldane)的《进化的原因》,则代表了群体遗传学发展的概貌。俄罗斯遗传学家瓦维洛夫(N. I. Vavilov)等从生物群体的角度,提出遗传的统计学观点;美籍俄裔遗传学家杜布赞斯基(Th. Dobzhansky)将自然群体遗传学与摩尔根的果蝇实验结合起来,创立了实验群体遗传学,发表了《遗传学与物种起源》的代表作,由此成为现代综合进化论的基础。美国遗传学家比德尔(G. W. Beadle)和生物化学家泰特姆(E. L. Tatum)关于链孢霉营养缺陷型的实验研究、德国科学家德尔布吕克(M. Delbrück)和美国遗传学家卢里亚(S. E. Luria)

等进行的噬菌体遗传学研究，促进了微生物遗传学的大发展。

1953年，沃森(J. D. Watson)和克里克(F. H. C. Crick)关于DNA分子双螺旋结构模型的建立，开辟了分子遗传学的新时代。

需要着重指出的是，当20世纪初期遗传学确立了独立学科的地位后，借助现代科学教育的普及，很快便形成了具有现代意义上的建制化的学术谱系。遗传学的研究，从一开始就因为实验材料和研究方法的差异，形成了略显独立的谱系分支。

为了继承和发扬各自的学术传统，几乎所有学科分支的领航者都将自己的学术谱系的延续，作为一项重要的工作来做。他们不仅在国内培养自己的嫡系弟子，而且有步骤地将这种学术谱系延续、扩展到国外。

还需要看到的是，无论是国外还是国内，遗传学家的界定从来就不是一件很容易的事情，受过系统遗传学教育、终生从事遗传学研究的自不待言。但是有些其他领域的生物学家，对遗传也有着浓厚的兴趣，或者在自己的研究生涯中，涉及遗传学的问题，并提出了一定的见解。例如，美国化学家鲍林(L. C. Pauling)关于遗传物质的结构、英国生物化学家桑格(F. Sanger)关于RNA的测序方法等，这些对于某种学术传统的形成只具有借鉴意义，故而不能作为研究的重点。

遗传学学术谱系构建的重点，应该是建制化遗传学系统训练中培养出来的遗传学家。他们是从事遗传学研究和教育的主体，他们的谱系变化更能代表遗传学的学术传统。但这并不是说一定要经过遗传学专业训练的人，才能作为某些学术谱系的代表，例如，发现DNA双螺旋结构的沃森和克里克。严格地说，克里克就没有经过遗传学的专业训练，而沃森也缺乏遗传学所必需的化学基础，但他们通过锲而不舍的合作研究所取得的重大发现，却成为了分子遗传学建立的核心和坚实基础。

在遗传学的初创阶段，这些分支领域体现了特定学术谱系的传承。无论这些学术谱系在观点、方法、使用材料和关注问题上有何差异，我们都可发现，这些学术谱系在其所辖学科内，很快进入了成熟科学阶段，形成了比较明确的范式，学科的拓宽比较适度，注意力放在解决难题上。

作为整体的遗传学，仍然处于分歧较深阶段，缺乏像进化研究领域的达尔文那样的大家共同认可的"盟主"。尽管研究范式、方法、问题、材料等各不相同，不同分支还是经常就作为整体的遗传学问题，阐述和主张各自的观点。例如，"基因是固定不变的还是可移动的"、"细胞质在遗传中的作用怎样"、"作为群体的遗传波动到底对进化有无影响"、"遗传在物种形成中到底发挥着什么作用"，等等，这些问题都是不同学术谱系关注的重点和争论的要点。在上述问题的争论中，有些是学术之争，有些是学派之争。

在主要的学术观点、方法论、研究对象、师承关系等方面属于同一学术谱系的人，即使是师生，对某些问题的看法也有着明显的差异。例如，摩尔根和他的学生穆勒(H. J. Muller)在进化上的认识区别，摩尔根、布里吉斯(G. Brudges)等和杜布赞斯基在突变和渐变上的认识区别，等等。这种争论和相互的不妥协，一直延续到1953年，直到DNA分子双螺旋结构模型的建立创立了分子遗传学，转换了遗传学研究的问题和方法，各个学派才开始具备共同的知识和理论基础。1953年以后，遗传学术谱系的分支因研究重点的不同、导师兴趣的不同依然在延续着，但就一般意义上的遗传学问题的争执，却大大不及过去了。

在科学史上，有些学术观点之争又恰好是学派形成的萌芽。例如，从拉马克的不断进步进化论到拉马克主义，从达尔文的自然选择进化论到达尔文主义。应该注意的是，更多的科学家并不隶属于任何学派，他们往往主要是从专业角度出发，从问题入手研究。

历史告诉我们，在科学内部，一般来说，实证性强的学科，不同学术谱系在学术思想上的界限相对模糊，学术谱系更多的是师承关系的反映，而不是学术观点异同的表征。

第二章　遗传学在中国的创立与建制化

第一节　现代遗传学由西方引入中国

一、社会文化背景

西方科学向中国的传播，可以追溯到 17 世纪的明朝末年。由欧美耶稣会士介绍进来，主要内容是天文学、数学和一些机械技术。当时科学的传播，依赖于少量对科学知识感兴趣的官僚学者的介入，依附在皇权制度和儒家文化的传统之下。这种科学传播未能维持多久，在 18 世纪初就逐渐衰亡。

自 19 世纪中叶的两次鸦片战争以来，有识之士开启了向西方列强学习的道路，首先是洋务运动的兴起。当时的富国强兵成为洋务派官员和幕僚追求的首要目标，向西方学习定位在器物的层面，主要是与军事和工业相关的技术，即"练兵"和"制器"。洋务派创建了一系列的技术学堂和军事学堂，并主持翻译了大量科学技术方面的著作。那个时候的主导思潮是张之洞的"中学为体，西学为用"，强调将传统的儒学思想和教义作为立国的根基，对于科学的基础性作用缺乏认识而不予重视，生物学更是因为似乎和富强没有直接的关联而受到冷落。

在洋务运动期间，没有专门的生物学译著出版，只有《植物学》、《动物学新编》等普及性的读本，对于达尔文进化论也仅仅是只言片语的一些简单介绍。在洋务派创建的新式学堂中，生物学课程基本缺失。究其原因，在于洋务运动的领袖和整个社会当时更加重视具有实用性的西方知识，最好是有助于解决中国现实中的一些具体问题，有助于中国国家富强的一些实用知识。而生物学，作为理论色彩更浓的自然学科，对其较大范围内的引介，当然是以后的事了。

近代中国最早的博物学课程开设于 1893 年。当时张之洞在湖北创建的自强学堂中设立了博物科,到 1897 年该科又被取消。其表面的直接原因是找不到合适的教习人员,但更为深层的因素恐怕还是认为博物科在当时实在"没有什么用处"。

1894～1895 年甲午战争中清政府的战败,不仅使得中国的明智之士对于"富强"的重要性已经达成共识,而且还认识到向西方学习的道路必须从器物层面扩展到制度层面,仅仅强调军事和技术是不够的。这种部分式的吸收不足以达到国家富强的目的,还必须从更深层面的因素着手,也就是要学习西方的社会制度和政治制度。西方的军事和工业力量深深植根于西方社会的政治、社会和法律结构之中,1898 年的维新变法运动正是这种思潮的结晶和爆发。

1898 年,严复编译的《天演论》〔原文为英国博物学家赫胥黎(T. H. Huxley)1893 年的讲演稿"进化与伦理",以及次年写作的"导言"〕出版后,在当时社会各界中引起巨大的震动,激起层层波澜,是维新变法运动的重要理论依据之一。但是严复、梁启超及其同辈者关注的主要是社会学和人类学意义上的"天演",而不是真正的生物学上的演化问题。它之所以在社会上产生重大影响,原因主要在于民族危亡时刻的文化焦虑和期冀。维新变法运动不过百日就夭折了,随之而来的是义和团运动的惨败和《辛丑条约》的耻辱,社会动荡、内忧外患日益加剧,社会变革和知识追求仍在蹒跚向前。此时,大批中国学生开始到日本、欧洲和美国留学。

1905 年,清政府废除科举制度,实行癸卯学制。随着新的教育体制的建立,科学教育逐渐被纳入基础教育体系,中国旧的士大夫阶层开始逐渐消亡,代之而起的是新的知识分子阶层。

1911 年辛亥革命之后,中华民国宣告成立,政治变革的任务看似基本实现。"破坏告成,建设伊始",建设国家和发展实业都离不开科学技术知识,"科学建国"和"科学救国"顺理成章成为知识分子的首要选择。

1914 年 6 月,任鸿隽、秉志、胡明复和杨铨等人在美国康奈尔大学发起成立了中国科学社,1915 年创办了《科学》杂志,传播科学精神和科学知识,大力倡导科学救国。

然而,辛亥革命后国内政治局势的反复动荡,表现为 1911 年后建立议会政治的失败,1915 年日本提出的"二十一条"以及袁世凯恢复帝制失败后的北洋军阀的混乱局面等,使得中国新的知识分子深深意识到,单纯引入国外的器物、甚至照搬国外的制度,都无法根治中国几千年形成的顽疾。中国的问题出在传统上、出在文化上,中国社会必须进行更深层次的重建,才有可能从根本上涤荡旧有传统的束缚，开启全新的风气。

于是，当时很多的知识分子开始强烈地呼唤一种新的文化。《新青年》杂志的发行，胡适对白话文的提倡，陈独秀对"德先生"、"赛先生"的宣扬，以及蔡元培对北京大学的改革等诸多因素，最终汇成了新文化运动。科学和民主的观念迅速席卷全国，追求科学开始成为新的知识分子的基本信念，科学的价值和重要性在新文化运动中终于被树立起来，开启了科学引入中国以及科学开始中国化的重要时期。

在新文化运动的社会文化背景之下，随着《科学》等杂志的创办、1920 年代留学生相继学成归来和现代教育科研机构的创建，科学才被真正地引入中国，开始了它在中国的本土化进程。

国人对生物学重要性的认知以及对生物学研究的期盼，首先主要是通过提倡科学的报纸杂志来表达和传播的。中国植物学的先驱者——钱崇澍在"评博物学杂志"一文（《科学》1918 年第 1 卷第 5 期，605）中曾写道："吾国学界之轻视天然科学久矣，意谓各国之强，强于器械工艺耳，吾苟能学其器械工艺者，则富强可立至。吾人研究不可不专，而眼光不可不大；须就全体而统计之，实有进步发达之可望。此义吾国学界不知也，而博物学杂志诸君独知之；知之且欲以矫其弊，故其言曰，根本的学术者，博物学是也。""吾中华地大物博，无所不有。以研究之乏人，遂湮没而不彰，此吾回国留学生之耻也。夫吾人在外邦所学，原理要义耳，各国各本其所有以为教科之材料，固义所应尔。吾人乃不知自用吾有，食之不化，巨细不遗而尽移之以为我国之教材，不亦谬耶？今博物学杂志始注重调查全国博物区系"。

生物学作为近代科学的一个重要组成部分，在中国开展生物学研究已成为中国科学的必然要求。1922 年 8 月，梁启超在南通召开的中国科学社年会上的讲演说道："任凭怎么顽固的人，谅来'科学无用'这句话，再不会出诸口了。"这之前，梁启超在中国科学社生物研究所开幕式上做了题为"生物学在学术界之位置"的讲演，提出了"本社多年经营创设研究所，到今天才成立生物学一部门，固然因为社中力量有限，未能各部门同时并举，但何以最初先从生物学着手呢？"的问题，并说"讲到学问力量之伟大——一种学问出来能影响于一切学问，而且改变全社会一般人心，我想自有学问以来，能够比得上生物学的再没有第二种"。

除了科学研究自身的价值和它的社会影响力之外，在中国开展生物学研究的动机还有着很实用的方面。在"科学救国"思潮中已有"农业救国"的亚类，学习农学的人在当时留美学生中占有相当的数量，民国的教育科研机构也把农学作为科学建制的重点。生物学和农林牧渔业之间的密切关系,使得生物学的重要性逐渐得到广泛的认可,从而在诸多方面促进了生物学研究在中国的发展。

晚清与民国初期的社会文化背景,构成了国人开展生物学研究的深层动机。集体荣辱心、民族自尊心在中国的早期科学家那里,汇成了"科学救国"四个大字。这对自立自强的生物学研究的追求,对生物学研究可能带来的潜在效益的期盼,对生物学在中国的发展,无疑起到了很大的推动作用。

二、遗传学知识的早期引介

来自异域的思想资源本地化,需要一个适合的空间和平台。作为遗传学的早期引介,主要依赖于当时中国人自己创办的《进步杂志》、《东方杂志》和《科学》杂志等多种面向知识分子的综合期刊。

孟德尔为西方人重新发现,是在 1900 年。十多年之后,孟德尔及其遗传学定律才开始为中国人所认识。早期较为详细介绍孟德尔遗传学说及其意义的期刊文章主要有:1913 年《进步杂志》的"生命之解谜"、1914 年《东方杂志》的"最近生物学之进步"和《中华教育界》的"遗传说"、1918 年《学艺》的"闵德氏之遗传律"、1920～1921 年《学艺》的"植物杂交试验",等等。

尤其值得注意的是,在 1922 年孟德尔 100 周年诞辰之际,《学灯》(上海《时事新报》副刊)分两期(7 月 22～23 日)出版了"孟德尔百周纪念号",《东方杂志》、《民铎杂志》、《妇女杂志》等刊载了秉志、陈兼善、唐志才、周建人等学者的撰文或译文,较详细地介绍、论述和评价了孟德尔的生平及学说。

作为西方近现代生物学,在中国人的认识中,地位最高的是达尔文进化论。早期,人们主要是把遗传学知识作为进化论的支撑而加以引入的。例如,在《科学》杂志中的多篇遗传学理论和人物介绍的文章,都是放在"新天演学说"的新闻报道中刊载。其实,当时就是在西方,一些遗传研究或者学说也是隶属于进化理论的。在中国,为传播进化理论而稍带引介遗传学,这是西方当时相关学科界限的模糊在中国的必然反映,同时也是中国将科学从西方引入相对滞后的一种折射。

作为中国现代创办最早的综合性学术期刊《科学》杂志,在 1915 年到 1949 年的 35 年间,总共出版发行 31 卷,刊载了 130 多篇有关遗传学知识的介绍文章和中国遗传学家早期的研究论文。尽管所占比重不是很高,但这些文章还是潜移默化地影响和改变着国人的知识结构和思想观念,为中国遗传学的形成和早期发展,做出了一份独特的贡献。

三、早期遗传学相关专业留学情况概述

中国遗传学早期人才留学海外的去向首先是日本。当美国政府以庚款形式资助中国学生留学后,美国便迅速成为中国学生海外留学的主要去向。从留学专业分布来看,首先是以农学为重点取向,研习作物遗传育种的学生占了相当大的比重,这正是当时社会重视实用知识的风尚在遗传学领域的反映;其次以遗传学本身为取向,从事遗传学基础理论的实验研究,其结果就是摩尔根遗传学在中国的传承和发展。

中国早期遗传学人才留学海外的去向与构成的变化,与中国学界从晚清时期留学日本,转向民国时期留学美国、西欧的社会风气变迁的大趋势是一致的。而与遗传学相关的学习和研究,从以遗传育种的实践逐渐向遗传学基础理论的实验研究的偏移和发展,与农学在早期中国科学的建制化过程中占据着重要地位有直接关系。同时,也反映出中国人学习西方的道路,逐渐从"富国强兵"的实用目的到更深层次追求科学的转变。因为毕竟与农学直接联系的遗传育种研究有着明显的"富国"效益,而从事纯粹的遗传学理论的实验研究,则缺乏这样的显示度。

下面试从中国早期遗传学人才留学海外的去向、构成和专业分布等方面,再作一个简要的考察和分析。

(一)留学日本:计有9人

他们分别是顾复、丁颖、杨邦杰、蒋同庆、管相恒、祖德明、夏振铎、于景让和潘锡九。除潘锡九主要投身于兴办中学教育事业,翻译和编写遗传学著作外,其余8人都是从事遗传育种的学习和研究,并一直在农业研究和教学机构工作。这9人选择的大学和专业都相对集中:留学东京大学研究水稻遗传育种的有顾复、丁颖、祖德明、管相恒和于景让5人,其中管相恒和于景让的导师是木原均(Hitoshi Kihara);留学九州大学研究家蚕遗传育种的有杨邦杰、蒋同庆和夏振铎3人,其中杨邦杰和蒋同庆的导师是田中义麿(Tanaka Yoshimaro)。从获得学位方面来看:获得博士学位只有于景让1人;获得硕士学位的有管相恒和夏振铎2人。

（二）留学美国：计有 48 人

其中，获得博士学位有 30 人，获得硕士学位有 13 人，进修考察学习有 5 人。这些留学生选择的学校和研究方向相对集中，主要分布在：

（1）哥伦比亚大学——加州理工学院：分别是陈桢、李汝祺、陈子英、卢惠霖、潘光旦、谈家桢、盛祖嘉、施履吉、余先觉、戴芳澜、鲍文奎、沈善炯共 12 人。这 12 人中，除了戴芳澜、鲍文奎、沈善炯 3 人外，其余 9 人都受教于摩尔根的果蝇实验室。

（2）康奈尔大学：学习和研究作物遗传育种的占绝大多数，分别是冯肇传、过探先、李先闻、戴松恩、冯泽芳、沈宗瀚、李景均、周承钥、李竞雄、王绶、俞启葆、丁振麟、丁巨波、蔡旭、庄巧生、梅籍芳、冯锐、陈宰均、郝钦铭和王陵南共 20 人，只有黄翠芬 1 人是学习和研究微生物学和生化遗传学的。

除了上述两处留美人才的主要培养基地之外，其他留学美国的中国留学生主要是学习和研究作物遗传育种。其中，明尼苏达大学 4 人：金善宝、吴绍骙、徐冠仁和杨鸿祖；伊利诺州立大学 2 人：刘后利和马育华；威斯康星大学 2 人：赵连芳、郑国锠（植物细胞学）；密西根大学 2 人：刘祖洞（人类遗传学）、吴素萱（植物细胞学）。此外，学习作物遗传育种的还有：郝象吾在加州大学，陆星垣在依阿华州立农工学院，杨允奎在俄亥俄州立大学，黄昌贤在密执安州立大学。只有徐道觉在得克萨斯大学研究人类细胞遗传学，朱孝颖在加州大学做细胞遗传研究。

从以上的简略统计和分析可以初步看出，中国留学生留学美国的大学和研究方向也都相对集中。这种留学倾向比较明显地反映出了国外遗传学研究的重心和热点，体现出了既有的师承关系在延续遗传学学术传统上的重要性。留美的中国学生在攻读学位或进修期间，比较完整地承袭了美国指导老师的理论思想和研究方法。作为学术传承的重要纽带，他们将美国遗传学的学术传统和研究风格，比较系统地带回了中国。

（三）留学西欧：计有 9 人

与留学美国的人数相比，留学西欧就少得多，选择的国家、学校和专业也比较分散。其中留学英国的 4 人：方宗熙在伦敦大学学习研究人类遗传学，靳自重和奚元龄在剑桥大学学习作物的遗传育种，吴仲贤在爱丁堡大学学习数量遗传学。留学法国的 4 人：陈士怡在巴黎大学做酵母遗传研究，王祖农在巴黎大学做微生物学研究，朱洗在蒙彼利埃大学做动物受精发育研究，陈兼善在巴黎自然博物馆做脊椎动物学。留学比利时的童第周,在布鲁斯尔大学做实验胚胎学研究。从获得学位方面来看:获得博士学位 6 人:奚元龄、吴仲贤、陈士怡、朱洗、童第周和王祖农;获得硕士学位 2 人:方宗熙和靳自重。此外,卢浩然在印度(英联邦)的孟买大学主要做黄麻、水稻的遗传育种,获得博士学位。

四、中国遗传学的早期建制化

1904 年,清政府再次颁布《奏定学堂章程》,史称"癸卯学制"。在癸卯学制中,动物学和植物学开始被纳入科学教育的基本内容。大学堂中设有格致科,格致科下设有动物学门、植物学门;农科各学门也加修植物和动物。如京师大学堂早期聘请日本教习开设博物学课,包括动植物形状结构、生理学和矿物学,并建设了动植物、矿物的标本室。

1910 年 3 月,京师大学堂分科大学正式开学,其中农科设农学 1 门,格致科设地质和化学 2 门。京师大学堂培养了一批中国现代科学的奠基人,在生物学方面主要有秉志、胡先骕等。

中华民国建立以后,国民政府对晚清学制进行了改革,于 1912 年 9 月公布《学校系统令》。1913 年进一步制订了一些相关的章程,史称"壬子—癸丑学制",一直推行到 1922 年。从生物学来考察该学制:设 10 类专门学校,其中包含农业,大学分科设有理科和农科,理科中含有动物学门和植物学门,农科分为农学、农艺化学、林学和兽医学 4 门。与晚清学制相比,生物学受到更多的重视,设置趋向合理。尤为重要的是,民国初年农业教育得到很大发展,开始逐步形成农业科学教育与研究中心,这为近现代中国生物学和遗传学的建制化,提供了重要的制度依托。

随着京师大学堂农科大学 1914 年独立出来改为北京农业专门学校(中国农业大学的前身),地方上的农业学校也迅速发展起来。其中,金陵大学农林科、江苏省第一农业学校和南京高师农业专修科在近代中国农业科学、生物学和遗传学的发展中,占有十分重要的地位。中国遗传学的主要开拓者、师从摩尔根的第一个中国弟子陈桢,就是金陵大学农林科首届毕业生(1918 年)。1915 年获得康奈尔大学硕士学位的过探先,在回国后担任江苏省第一农业学校校长期间,广招留学人才,培养了许多学生。中国小麦育种的奠基人金善宝、中国棉花遗传育种的先驱冯泽芳等,都曾是南京高师农业专修科的学生。

从 20 世纪 20 年代开始,随着留学美国、西欧和日本等地的中国学者陆续归国,中国生物学(遗传学)人才的本土培养,才有了基本的保证。

1922 年,民国政府颁布了仿照欧美学制的壬戌学制,自此中国近现代科学教育体系基本成型。新学制颁布以后,南京高等师范学校、北平高等师范学校、武昌高等师范学校、广东高等师范学校、成都高等师范学校和沈阳高等师范学校等专门学校,纷纷升格成为大学。高等学校的数量迅速增加,表明了无论国立、公立还是私立高等教育,都处于迅速发展的态势。在这样一个背景之下,与生物学相关的教育和科研机构,也相继建立。

到 1949 年之前,国内设立生物学系的公、私立大学已有:北平大学、北平师范大学、清华大学、燕京大学、辅仁大学、中法大学(以上在北平)、南开大学(天津)、齐鲁大学(济南)、山东大学(青岛)、山西大学(太原)、河南大学(开封)、中央大学、金陵大学(以上在南京)、东吴大学(苏州)、圣约翰大学、沪江大学、复旦大学、震旦大学、同济大学、光华大学(以上在上海)、浙江大学、之江大学(以上在杭州)、安徽大学(安庆)、长春大学(长春)、云南大学(昆明)、武汉大学、华中大学(以上在武汉)、广西大学(桂林)、南昌大学(南昌)、四川大学、华西大学(成都)、福建协和大学(福州)、华南女子文理学院(福州)、厦门大学(厦门)、中山大学、岭南大学、广东文理学院(以上在广州)、台湾大学(台北)等 40 多所。

从科研机构方面来看,首先是民间科研机构走在了前面。1922 年 8 月,中国科学社生物研究所在南京成立,秉志任所长,资金主要来自中华教育文化基金董事会资助。1925 年,该所创办英文刊物《中国科学社生物研究所丛刊》(*Contribution from the Biological Laboratory of the Science Society of China*)。1928 年 10 月,北平静生生物调查所成立,由秉志出任第一任所长并兼任动物学部主任,翌年开始发行《静生生物调查所汇报》。中国科学社生物研究所逐渐发展为中国近代生物学的中心,为后来其他的科研机构起到了示范作用。

在国民政府成立初期,政府在创建科学研究机构上几乎是无所作为的,而主要是来自民间科研机构的自主创建,发挥着主导的作用。

南京国民政府成立之后,政府才开始积极推动科研机构的建设。1930 年中央研究院成立了与生物学研究有关的自然历史博物馆,1934 年该馆改为动植物研究所,1944 年该研究所分为动物研究所和植物研究所,并在植物研究所内成立了当时唯一官办的细胞遗传学研究室。

1933 年中央农业实验所正式成立,主管全国农业研究、改良与推广工作;1934 年设立的中央棉产改进所和 1935 年设立的全国稻麦改进所,于 1938 年并入中央农业实验所。与此同时,全国各地方政府也纷纷设立农业科研机构。其中以江苏省的农业科研机构建设最好,不仅有综合性的农业试验厂,还有麦作、稻作、棉作、蚕种、蚕丝与渔业试验厂。此外,地方政府设立的农业科研机构中较重要的还有:江西省农业院、浙江省农业改进所、华北农业科学研究所、四川省农业改进所、甘肃省农业改进所、湖北农业改进所和陕西农业改进所等。

上述这些农业科研机构,为早期中国的遗传育种专家提供了从事科学研究并发挥学有所长的工作场所。特别是四川省农业改进所,在中华民族处于艰难困苦的八年抗战岁月,以李先闻为首的遗传学家为增产粮食所开展的遗传育种的研究与实践,更是功不可没。

中国科学的建制化进程,在南京国民政府成立后所作的努力,使得中国科研机构体制基本成形。这就为促成中国生物学家共同体的形成,提供了制度上的保障,并在很大程度上推进了生物科学的教学与研究的发展,其中遗传学专业的重要地位初步有所凸显。

第二节 遗传学在中国的初创

遗传学在中国经历着一条荆棘丛生、崎岖曲折的发展道路。其创立与学术谱系的生成具有以下的标志:课程开设、教材编写、专业设置(从课程到科系和专门人才的培养尤其是研究生的培养)、研究开展、学术论文和学科文章的出现以及获得全国性的科学奖项。

一、遗传学课程开设和遗传学专业的设置

1922 年,陈桢(1894～1957)在当时的国立东南大学(南京)采用摩尔根编著的《遗传的物质基础》等重要专著作为教材,率先在中国高等学校开设起了现代遗传学课程。1929 年,陈桢受聘于清华大学生物学系担任系主任,亲自担任细胞生物学、实验遗传学等课程的教学。他亲自主讲孟德尔遗传定律、遗传的数学基础、性别决定的遗传理论以及德弗里斯的突变理论等内容,注重现代遗传学思想和方法的传授,同时介绍遗传学的最新进展,建立金鱼养殖场开展金鱼遗传学的实验研究。

1927 年,李汝祺(1895～1991)到燕京大学生物学系任教。他通过编写遗传

学教材、创建了细胞遗传学实验室,系统开设了细胞遗传学课程。他注意把遗传学、细胞学和胚胎学紧密结合起来,开展发生遗传学的实验研究。

1929年起,李先闻(1902~1976)先后辗转中央大学农学院、北平大学农学院、河南大学农学院、武汉大学农学院等高等学校,主要执教植物细胞遗传学课程。他以学识渊博、态度严肃、治学严谨,并善于因材施教而著称,并注重通过遗传学的实验观察和遗传育种的具体实践,培养和训练研究人才。

1937年,谈家桢(1909~2008)到浙江大学生物学系任教,开设了当时在国立大学中的第一个遗传学专业。在这里,他开始了长达60多年的遗传学教学生涯,培养了一批又一批的得意门生。他以亚洲异色瓢虫为材料进行的遗传学实验研究,奠定了他在国际遗传学界的重要地位。

1942年,李景均(1912~2003)在广西大学农学院等地执教遗传学。1946年,他应北京大学农学院俞大绂院长之邀,受聘担任该院农学系主任,兼任农业试验场场长,最早在我国开设了群体遗传学的课程。

20世纪30~40年代,先后在国内各大学的生物学系或农学院系中开设遗传学课程的还有:冯肇传在南通大学、浙江大学和武汉大学,赵连芳在金陵大学、河南大学、中央大学农学院,冯泽芳、蔡旭、周承钥在中央大学农学院,杨允奎在四川大学农学院,蒋同庆在中山大学、云南大学,管相恒在华西大学农艺系,靳自重在金陵大学农艺系,裴新树在中央大学、福州协和大学农学院,等等。

二、遗传学教材、论著的出版概况

最早由中国学者自己编写的遗传学教科书,是1923年由李积新编著、胡先骕校审的《遗传学》,全书分十章介绍了孟德尔遗传学的基本理论。1924年,陈桢根据在东南大学普通生物学讲习班上的两次讲授稿,经过数次修改后编写出了中文版的、包括有遗传和演化内容的大学教科书《普通生物学》。之后,我国学者自己编写的有关遗传学的教材还有:潘锡九的《人类遗传学》(1940年)、沈煜清的《遗传学》(1947年)、黄庚祥的《遗传学》(1947年)、郝钦铭的《遗传学》(1948年)等。

需要特别指出的是,1948年,由北京大学出版社出版、李景均编著的《群体遗传学导轮》教材(英文版),被称为是群体遗传学领域内的重要名著,在世界范围内产生了广泛而深远的影响。

在我国早期的遗传学教学中,各所大学一般都主要以辛诺特(E. W.

Sinnott)等编著的 *Principles of Genetics* 的英文原版或中译本《遗传学原理》（周承钥等译）作为重要的教科书或教学参考书。

三、遗传学的实验研究及成果获奖情况

处于初创时期的中国遗传学,老一辈遗传学家在培养人才的同时,也进行了一些遗传学的实验研究和遗传育种的探索,并将研究结果以论文形式分别发表在中国的《科学》杂志、美国的《遗传学》(*Genetics*)等学术期刊上。这主要包括:冯肇传的"玉蜀黍遗传的形质耀光叶"、"遗传学名词之商榷";陈桢关于金鱼的变异与遗传、起源与演化的系列研究;李汝祺关于果蝇发生遗传学的研究;赵连芳的"水稻连锁遗传之研究";李先闻、李竞雄、鲍文奎等人关于粟的细胞遗传、多倍体系和进化途径等系列研究;冯泽芳关于"亚洲棉与美洲棉杂种之遗传学及细胞学的研究";谈家桢关于"异色瓢虫嵌镶显性遗传"的研究,等等。

1940 年 5 月,国民政府教育部学术审议委员会正式成立。随后审议通过了教育部提交的《补助学术研究及奖励著作发明案》,于 1941 年开始实施。自此,中国学术界的最高奖项得以设立。

截至 1948 年 4 月,共评定了 6 届国民政府教育部学术奖励。遗传学研究没有在自然科学类中专门设奖,而是在应用科学类中获奖,并主要集中在遗传育种方面的研究。例如,俞启葆的《中棉黄苗致死之遗传及其连锁之研究》获得国民政府教育部第一届学术奖励应用科学类二等奖;徐冠仁、卢浩然的《栽培稻麦植物性状之遗传研究》获得国民政府教育部第三届学术奖励应用科学类三等奖;徐冠仁的《异型稻杂种不孕性之遗传研究》获得国民政府教育部第五届学术奖励应用科学类二等奖;管相恒、涂敦鑫的《栽培稻芒之连锁遗传》获得国民政府教育部第六届学术奖励应用科学类二等奖;王清和的《抵抗散黑粉病小麦品种之育成》获得国民政府教育部第六届学术奖励应用科学类二等奖等。从获奖的情况可以看到遗传学研究在农学方面的重要性,以及政府对于遗传学应用方面所给予的重视。

从上述可以看出,遗传学由隶属生物学逐渐开始走向独立的学科,其学科发展的建制化过程与学科获得独立、自主的地位是一致的。

四、遗传学学术谱系的创立和早期涵育

在中国遗传学初创过程中,国际上遗传学学术谱系相对分野清晰。由于研

究者有着不同的师承关系,在沿袭的思想、方法、研究对象和视角等方面有所不同,故而可做出以下区分:博物学名下的遗传学认识、作物育种名下的遗传学认识、胚胎发育名下的遗传学认识、优生学名下的遗传学认识,等等。可以说,中国遗传学通过国外学术谱系的承续,从海外逐渐移植入中国。作为一门学科在中国本土的科学界中逐渐建制化,在科学分类和社会分工上都已经成为一个独特的科学群体。

我国的遗传学学术谱系基本上与国外的遗传学学术谱系保持一致,这主要体现在:关注的问题、秉持的理论、使用的主要实验材料与研究的方法,一般都承袭了留学欧美时期的学术谱系及其学术传统。而在 1930 年代前后发迹于苏联的"米丘林遗传学",在 1949 年之前的中国,并没有产生多大的影响。下面进一步通过对部分老一辈遗传学家在研究方向和培养人才方面的简要考察和分析,初探遗传学学术谱系在中国的开始形成和涵育的基本情况。

(一)中国遗传学开拓者的早期贡献

遗传学在中国的初步创立,开始于 1920～1930 年代在美国的哥伦比亚大学、加州理工学院和康奈尔大学等高等学校的留学生相继回国所做出的艰辛努力。

陈桢——中国遗传学的早期开拓者。早年跟随美国细胞学家威尔森学习细胞学、染色体的遗传理论。同时,在摩尔根的直接指导下,深入学习细胞遗传学理论,进行极为严格的实验科学训练,由此掌握了杂交实验、统计分析与细胞学相结合的研究方法。他在中国遗传学的发展历程中的贡献主要有三个方面:①率先在东南大学,继而在清华大学等高等学校中,开展了以实验为基础的现代遗传学教学。②开创了具有中国特色的金鱼遗传研究,发表了有关金鱼的遗传和变异、起源和演化的十多篇重要论文,其代表作《金鱼的家化与变异》成为遗传学研究领域中的经典文献。③编写了《普通生物学》、《复兴高级中学教科书·生物学》等大、中学教科书。教科书中关于遗传问题的讨论,大量引用摩尔根的著作,全面地介绍摩尔根的基因概念,成为 1949 年以前中国生物学界的主流学术观点,影响了中国生物学界的几代人,教育和启迪了吴旻、吴鹤龄、李璞等走上遗传学研究的道路。

李汝祺——中国遗传学的主要奠基人之一。早年在摩尔根的实验室里,便以黑腹果蝇发生遗传学的出色研究,完成了《果蝇染色体结构畸变在发育上的效应》的博士论文，并被 1927 年美国的《遗传学》杂志创刊号列为首篇文章刊载。该论文主要从实验胚胎学的角度，注意到果蝇成虫芽体的发育与胚胎发育时间表，研究了环境因素，如食物、温度等，对染色体产生变异，引起染色体断缺、缺失等结果，揭示发育过程的独立性程度及它们对环境因素、遗传因素的不同依赖性，从而建立基因型和表现型之间的关系。李汝祺回国后，在所任教的燕京大学创建了细胞遗传学实验室，开设了遗传学专业课程，为中国遗传学的发展做了大量的开创性研究工作。

李先闻——中国植物细胞遗传学的奠基人。早年师从玉米遗传学大师埃默森，重点攻读遗传学专业，1929 年获得博士学位回国。1930～1940 年代，适逢民族危亡的八年抗战和此后的三年内战，侧处于各式各样的派别斗争之中，李先闻因而处处品尝到科学探索中理论研究与应用研发的辛酸苦辣。他带领助手李竞雄和鲍文奎等，仍然专心致力于麦类、粟类作物细胞遗传学的系统研究，做出了许多独创性的研究成果，这包括：①陆续积累了小麦的单体、缺体和多体染色体的原始育种材料以及小米与狗尾草有性杂种后代的各种株系等演化分析材料；②先后撰写了《普通小麦中联会的消失》、《小麦属合成二元体逾规之研究》、《几种禾谷类作物的同源多倍体和双二倍体的研究初报》、《禾谷类作物的多倍体育种方法的研究》等研究论文，发表在《科学》、《遗传学》等国内外著名学术期刊上，引起了国际遗传学界的极大重视。

谈家桢——中国遗传学的主要奠基者之一。早年在摩尔根实验室利用果蝇唾液腺巨大染色体研究的最新成果，先后对两个近缘种染色体的结构差别及演变规律进行开创性研究，为杜布赞斯基等学者创立现代综合进化理论提供了重要的实验依据。1940 年代，不管是在因抗日战争的爆发、浙江大学被迫西迁的动荡年月中，还是在经费极为短缺、生活和工作条件异常艰苦的日子里，他都始终持着发展中国遗传学事业的坚定信念，克服重重困难，专心致力于遗传学研究人才的精心培养和亚洲异色瓢虫色斑遗传实验的继续研究，并将新发现的遗传现象撰写成《异色瓢虫 H. axyridis 色斑遗传中的嵌镶显性》论文，发表在美国《遗传学》杂志上，在国际遗传学界产生了比较大的影响。"异色瓢虫色斑嵌镶显性"的发现，被美国遗传学家麦克林托克认为是对她研究玉米"转座因子"一个很好的启发。

从西方留学回国的一大批老一辈的遗传学家，相继在各自执教的高等学校和研究机构中，通过遗传学课程的开设、遗传学实验的研究以及作物遗传育种实践活动的开展，向后辈们不断地、完整地传授细胞遗传学的基本理论和实验方法。

（二）中国遗传学早期的师承关系概述

作为师从摩尔根的第一个中国弟子的陈桢，从 1929 年起，领导和发展了清华大学的生物学系。到 1950 年代为止的二十余年间，陈桢培养出了吴征镒、陈阅增、王志均、沈同、夏武平、翟中和等生物学家以及李璞、汪安琦等遗传学家。

李汝祺—谈家桢是具有典型学术传承的师生关系，又都同样从摩尔根实验室获得博士学位。他们的整个人生，都贡献给了中国的遗传学教育和研究，是中国遗传学事业的主要开拓者。

1930 年以后，李汝祺作为当时燕京大学唯一从事遗传学教学和研究的教授，把细胞遗传学理论和研究方法系统地传授给所教的学生。他继承和发扬摩尔根"教而不包"的教学原则，以其渊博的学识和循循善诱、诲人不倦的治学精神，在教学实践中逐渐形成自己独特的风格。李汝祺认为，摩尔根"教而不包"的教学原则，用在有自学能力的研究生身上特别行之有效，它有利于培养学生独立思考问题和解决问题的能力。他在燕京大学培养出著名遗传学家谈家桢，知名生物学家刘承钊以及张作干、金荫昌、林子明、李肇特等学者。

谈家桢在浙江大学十多年的遗传学教学中，同样继承和发扬摩尔根"教而不包"的教学方法。在对学生的培养上，始终坚持把"三基教育"（即基础知识、基础理论和基本实验技术）放在第一位。在 1930～1940 年代，他先后培养出了十多位富有创造精神、才华横溢的学生。其中第一代研究生有：盛祖嘉、施履吉、徐道觉、刘祖洞；第二代研究生有：甘尚澍（印度）、项维、张本华、雷宏椒、顾国彦，以及 1947 年接受的研究生：周光裕、高沛之、朱孝颖等。此外，还有当年在浙江大学农学院，曾跟随谈家桢学习遗传学，后来在作物遗传育种上有突出贡献的季道藩、汪丽泉、唐觉、葛起新、沈德绪等三十多人。谈家桢的这些早期弟子，通过继续艰辛的拼搏，都已成为中国遗传学的栋梁之材，徐道觉、朱孝颖等还在国际遗传学领域中占有了一席之地。

李先闻在长期的遗传学教学与实验研究生涯中，将从导师埃默森那里学到的"手脑并用"的优良作风，以言传身教的方式要求他的学生和助手们去履行。先后由他直接培养并推荐出国深造、获得博士学位的学子多达 27 人以上。李竞雄、鲍文奎、朱立宏、夏镇澳等人，都曾经跟随李先闻学习并进行过合作研究，并在以后的遗传学等学科领域，取得了重要的研究成果。

在这前后,早期留学欧美的中国老一辈遗传学家培养的弟子还有:赵连芳在中央大学农学院培养了管相桓等,冯肇传在浙江大学农学院培养了俞启葆、李竞雄等,冯泽芳在中央大学农学院培养了奚元龄、潘家驹、黄滋康等,周承钥在中央大学农学院培养了刘后利、吴兆苏等,杨允奎在四川大学农学院培养了高之仁、荣廷昭,等等。

(三)早期遗传学人才来源的分析

简要考察 1949 年之前国内高等学校的遗传学教育可以发现,中国遗传学界老一辈的领航导师,主要来自清华大学、燕京大学、金陵大学、东吴大学、南京高师、浙江大学等高等学校。

清华大学的前身是成立于 1911 年的清华学堂(1912 年更名为"清华学校",1928 年更名为"国立清华大学"),当初是清政府建立的留美预备学校。中国老一辈遗传学家中有相当一部分,都是通过该校留学欧美的庚款生。例如,李汝祺(1918)、冯肇传(1918)、陈桢(1919)、赵连芳(1921)、潘光旦(1922)、李先闻(1923)、杨允奎(1928)等,也有直接毕业于清华大学的吴仲贤(1934 年硕士)、李璞(1949)等。从 1929 年起由陈桢领导并发展的清华大学生物学系,被国外学者认为是在当时中国高等学校中,讲授遗传学最为系统的生物学系,也是当时中国最强的生物学系之一。

燕京大学是李汝祺在 1952 年之前任教遗传学课程的一所教会大学,谈家桢正是出自李汝琪门下的燕京大学硕士。陈子英留学回国后,也曾在燕京大学执教过遗传学,后来到厦门大学担任生物系主任,并在中国最先开展了现代海洋生物学的研究。

金陵大学作为当时和美国康奈尔大学对口的教会大学,除了毕业于该校的著名遗传学家陈桢(1918)和李景均(1936)外,更突出的是培养了不少的遗传育种学家。作为中国在作物育种领域的第一位留美博士,沈宗瀚曾亲自参与了金陵大学与康奈尔大学的作物育种合作计划,先后有大豆遗传育种学家王绶(1923,硕士)、马育华(1935)、王金陵(1941),玉米遗传种学家吴绍骙(1929)、小麦遗传育种学家戴松恩(1931)、庄巧生(1939)等六十多名中国学者,在康奈尔大学获得学位或者进修。

东吴大学作为最早在中国开办生物学系的教会大学,在我国生物学教学和科研人才的早期培养中,作出了重要贡献。先后有著名昆虫学家胡经甫(1919,

硕士),遗传学先驱陈子英(1921),以及谈家桢(1930)等,都毕业于该所大学。

南京高师是我国早期的 6 所高等师范学校之一。1921 年南京高师改为东南大学、1928 年改为中央大学以后,更是人才辈出。除了前面提到的冯泽芳以外,先后还有蚕桑育种学家陆星垣(1928),作物遗传育种学家徐冠仁(1934)、蔡旭(1934)、鲍文奎(1939)、卢浩然(1942,硕士),棉花遗传育种学家俞启葆(1934)、奚元龄(1941)、潘家驹(1948),油菜遗传育种学家刘后利(1939),以及裴新澍(1944,硕士)、胡含(1946)等遗传学家,都先后毕业于中央大学农学院。

曾被英国著名学者李约瑟誉为"东方剑桥"的浙江大学,不仅是谈家桢在1940 年代随学校西迁到贵州省遵义和湄潭的艰辛办学中,培养出被称为"四大金刚"的盛祖嘉、徐道觉、施履吉、刘祖洞等遗传学硕士生的重要基地。同时,也产生出了丁振麟(1934)、李竞雄(1936)、季道藩(1946)等知名的遗传育种学家。

(四)为国际遗传学界关注的少量研究成果

1920~1940 年代,随着遗传学课程在各个大学的普遍开设,部分高校和一些生物学与农学的研究机构,也逐步地开展了有关遗传学的基础理论的实验研究和动植物遗传育种的生产实践。

在经典遗传学的研究方面,陈桢对中国金鱼变异和品种形成规律所做的一系列实验研究;李汝祺关于黑腹果蝇的发生遗传和中国马蛔虫染色体的研究;赵连芳对水稻连锁遗传性状的早期研究;李先闻以小麦、粟等禾本科植物为材料开展的植物细胞遗传学研究;冯泽芳关于亚洲棉与美洲棉杂种之遗传学及细胞学的研究;谈家桢对亚洲异色瓢虫"嵌镶显性"现象的发现;陈士怡在酵母小菌落的一系列遗传杂交实验中,发现并得到证实的面包酵母呼吸缺陷型突变的细胞质遗传机制,等等,这些具有原创性的研究成果,都引起了国际遗传学界的高度重视,并对遗传学的发展起了不同程度的促进作用。

1948 年,第八届国际遗传学大会曾专门发函邀请过李先闻、谈家桢前往出席。其中,作为中央研究院植物研究所细胞遗传室主任的李先闻,因未能筹集到经费而未能成行。只有谈家桢得到美国洛克菲勒基金会资助,出席了大会并被选为第八届国际遗传学代表大会的常务理事。

1948 年,国民政府中央研究院第一次院士选举,在生物组当选的 25 位院士中,就包括有动物遗传学家陈桢和植物细胞遗传学家李先闻。

从上述可以看出,在 20 世纪 50 年代之前的中国,由于长期的闭关锁国和战乱不息,造成了国家经济、文化和科学十分落后。国内专门的遗传学研究机构和学术团体,从实质上来说都还没有建立。中国遗传学家所从事的教学和研究工作,都主要表现为个别人的行为。然而,中国遗传学家已经取得的一些研究成果,已经开始引起国际遗传学界的关注与称赞。美国学者施莱德(L. A. Schneider)在《中国的遗传学》(*Genetics in Republican China*)一书中写道:1949年之前的中国,遗传学家相对于从事生物分类的科学家来说,是少而精的。中国近代的遗传学教育和研究,定性地说,确实是非常好的。

第三节　1949 年之前进入中国遗传学家学术谱系的标准

对于 1949 年之前进入中国遗传学家学术谱系的学者,主要考虑的是留学西方的中国第一代遗传学家,如留学美国哥伦比亚大学、加州理工学院、康奈尔大学及其他大学的学者,留学欧洲英法等国的学者,以及留学日本的学者,等等。

作为中国第一代遗传学家,其学术传承关系不仅体现在硕士、博士学位的获取上,一些关键的博士后、进修学者、访问学者以及与国外学者合作研究的经历,同样也是不可忽视的。

对于这个时段在国内大学完成学业的学者,则需要着重考虑:所学专业是与遗传学(生物学)有关的,并且在国内外重要的学术期刊上发表过遗传学实验研究的论文(英文),或者有重要的遗传学领域的研究成果等。

第三章　1950～1970年代中国遗传学的变迁

　　1949年之前的中国,尽管国家处于长时期的战乱状态,老一辈的遗传学家仍然以自己的艰辛努力和执著追求,为现代遗传学在中国的发生和发展,奠定了一个良好的基础。

　　从1950年代起,中国遗传学在饱经磨难和挫折中,经过了将近30年坎坷不平的痛苦而又曲折的变迁,在"全盘学苏"的1950年代初期和"文革"的十年间,有两次几乎陷入绝境,而终于又起死回生。

　　回顾新中国建立初期的遗传学"学派"之争,反思遗传学在1950年代复杂的政治环境下丧失自主性、发生分化的过程;考察遗传学内部的不同"学派"之争与遗传学外部的意识形态冲突之间的关系;阐明美国学术传统和苏联李森科主义对中国遗传学发展的影响;探讨遗传学的社会建制在"文革"中流散的情况,对于中国遗传学紧跟国际遗传学发展的步伐,具有十分重要的研究价值。

第一节　生物科学的米丘林方向在中国的确立

　　新中国成立后,由于当时的国情,中国采取了全盘学习苏联的"一边倒"国策,在全国各行各业中都必须贯彻执行,科学教育界当然也不例外。全盘学习苏联对中国遗传学带来的直接影响是:

　　(1) 1952年的高等学校的院系调整,清华大学、浙江大学等都成为没有生物学系的工科大学,已经具有雏形的中国遗传学的学术谱系被人为分裂;本来就很少的遗传学工作者,被分散到其他大学的生物学系中。这样做的结果是,直接而又十分明显地削弱了中国遗传学的整体教学和研究的水平。

　　(2) 更令人困惑不解的是,在当时的农学和生物学方面,开始强力推行苏联的李森科主义,中国遗传学的教学和研究几乎完全被"米丘林遗传学"所压制甚至被取代了。

早在 1948 年年底,苏联农业科学院会议的相关文献就陆续传入中国。1949年 2 月,华北大学农学院创立了以乐天宇为第一任会长的中国米丘林学会,组织、开展了一系列宣传"米丘林学说"的活动。《农讯》《中苏文化》《东北日报》等刊物开始译介苏联农业科学院会议的相关文献,米丘林遗传学在中国的传播由此拉开了帷幕,也由此拉开了以批判孟德尔—摩尔根遗传学说为代表的新中国科学批判活动的序幕。

【背景资料】 1930～1964 年,受当时苏联官方意识形态的影响,李森科(Т. Д. Лысенко)打着园艺学家米丘林的旗号,把主要成长发展于西方国家的遗传学、育种学,以至于整个生物学当作敌对的资产阶级产物,加以批判,加以消灭,"创造"出他自己的、号称以"米丘林学说"为基础的"米丘林遗传学"。李森科全然不顾遗传学发展的各项重大实验研究的成果,从孟德尔定律反起,一直反到 DNA 双螺旋结构和遗传密码的发现。他反对 DNA 是生物的遗传物质,鼓吹细胞中的一点一滴都具有遗传作用。他把作物栽培生理学中对植物的"春化"处理错误地导入遗传学的领域,认为冬小麦春播可转变为春小麦(对此,许多学者提出质疑,怀疑李森科使用的冬小麦种子未经挑选、纯化,其中混杂有春小麦种子)。尤为严重的是,1948 年 8 月在莫斯科召开的全苏列宁农业科学院会议上,李森科作了《论生物科学现状》的长篇报告和大会的总结发言,发出全面声讨和消灭遗传学的叫嚣。李森科的所作所为,震惊了国内外的遗传学界,受到国内外遗传学家、生物学家、农学家,以至科学界的谴责和强烈反对。苏联的遗传学乃至生物学和农学,也因受到多次的摧残,而大大落后于西方发达国家的水平。科学史上称这一全过程为"李森科事件",称李森科的一套反科学主张为"李森科主义"。

一、苏联专家通过讲学办班兜售李森科主义

最早来到中国兜售李森科主义的是当时的苏联科学院遗传学研究所副所长 B. 斯托列托夫。1949 年 10 月,苏联政府组织的文化艺术科学工作者代表团到达北京。代表团的团员 B. 斯托列托夫是李森科的追随者,在中国的一个月时间内,他先后在北京农业大学、中苏友好协会总会农业生物组等部门,全面介绍李森科主义;介绍 1948 年 8 月全苏列宁农业科学院会议的有关论战,并多次反复强调孟德尔—摩尔根学说的危害性。

1950 年 3 月,苏联科学院遗传研究所副所长努日金(Н. И. Нуждин)来华,继续不遗余力地宣传李森科主义,前后做了 76 次演讲,开了 28 次座谈会,参加者达十多万人。努日金到达上海后,指名要和谈家桢讨论"新旧遗传学理论"。在针锋相对的"讨论"中,努日金想以"阶级立场"、"世界观"等大帽子来压服谈家桢,最终不了了之。

1952 年春,苏联专家伊万诺夫(А. П. Иванов)应农业部邀请来中国参观和讲学。农业部为他组织了一个农业技术考察团,用了 3 个月的时间,到各大区考察实验研究和农业生产,并到处以李森科的观点批判各地的遗传育种工作。1952 年 10 月～1953 年 2 月,中央农业部在华北农业科学研究所和北京农业大学举办了"米丘林农业植物选种及良种繁育讲习班"。讲习班全部讲义的译稿后来还结集出版,在全国发行。来自全国各地区的 307 名正式学员,以及北京各有关农业机关和高等学校有组织地参加旁听的人员共计千余人,参加了米丘林讲习班的学习。经过 4 个月的学习,学员中很多都无可奈何地接受了米丘林生物学的思想。这是我国传播"米丘林学说"过程中规模最大的一次,在全国范围内产生了极大的负面影响。

二、"农大风波"与米丘林生物学方向的肯定

1949 年 9 月,时任刚刚合并组建的北京农业大学(含原北京大学农学院、清华大学农学院和华北大学农学院)校务委员会主任的乐天宇,以老革命和学者的身份自居,效法苏联李森科 1948 年批判和"消灭"孟德尔—摩尔根遗传学学派的做法,宣布在该校停止开设原有的《遗传学》、《田间设计》和《生物统计》等基础课程,另外开设由乐天宇自己编写并主讲的、宣扬李森科主义的"新"遗传学。由此,发生了新中国成立以来第一起以政治和特权强力干涉学术和教育的严重事件,加上乐天宇本人自恃为大的粗暴作风,在农大引起了一场不小的风波。

在国内外有较高学术地位的遗传学家李景均,因不赞成对摩尔根遗传学的批判,在遭到被停开三门遗传学的基础课程,受到令他难以忍受的人身迫害后,最终于 1950 年 3 月出走香港,离开祖国。新中国成立初期,中国共产党非常重视对知识分子的团结改造,毛泽东、周恩来等中央领导人要求"必须争取一切爱国的知识分子为人民服务"。"农大风波"很快引起了中央及有关部门的重视。毛泽东亲自做出批示:"必须彻查农大领导,并作适当处理。"接着《人民日报》发表文章,要求对这些破坏党的知识分子政策的过火行为加以规范。

由教育部、农业部、林垦部、科学院共同组织的"农大问题"联合调查研究组，根据中央文委的指示完成的《关于北京农业大学工作的报告》认为：来自清华和北大的教授，都赞成学习"新"遗传学，对开设"新"遗传学并无异议，他们反对的是对过去学遗传学的人加以排斥和扣帽子。乐天宇的领导思想和作风都有严重的错误，不适宜继续担任北京农业大学的领导职务，但他提出的米丘林生物科学的方向是正确的，应该予以肯定和发扬。因此，北京农业大学的这场风波并没有因为乐天宇的调走而平息，而是继续按照《关于北京农业大学工作的报告》建议的"研究和发扬米丘林生物科学"的教育方针，掀起学习苏联的热潮。

随着苏联李森科追随者先后来华、宣传"米丘林学说"；《人民日报》等报纸杂志积极倡导"米丘林学说"的学习，相关部门积极应对米丘林学说在中国传播过程中出现的各种问题，由此，在科学界和教育界逐步确立了生物科学的米丘林方向。

三、《为坚持生物科学的米丘林方向而斗争》文章的发表所产生的影响

解除北京农业大学领导职务的乐天宇，调入中国科学院担任遗传选种实验馆馆长以后，仍然与科学家很难相处，其作风也与大家格格不入。中央了解了有关情况后，甚为不满。中宣部科学卫生处与中国科学院共同商定，通过中共科学院支部大会决议，给乐天宇留党察看一年的处分，撤消所担任的遗传选种实验馆馆长的职务。为了进一步批评乐天宇严重的无组织无纪律、严重的脱离群众的学阀作风，以及学术上的严重的非马克思主义倾向等错误，以便更好地贯彻生物学的"米丘林方向"（注：即李森科主义），

科学卫生处同中国科学院计划局一起，还共同召开了三次生物科学工作座谈会，讨论了当前生物科学的状况和存在的若干问题，对今后工作交换了初步意见。参加这三次座谈会的有竺可桢、赵汎、孟庆哲、何祚庥、耿光波、陈仁、张景钺、刘次元、周家炽、姜炳权、朱振声、陈凤桐、祖德明、钱崇澍、吴征镒、乐天宇、徐纬英、梁正兰、胡含、李健武、金成忠、黄作杰、孙济中、恽子强、丁瓒、汪志华、何成钧、简焯坡等 28 人。时任副处长赵汎代表科学卫生处，宣读了由孟庆哲、何祚庥等人草拟的"坚持生物科学的米丘林方向"一文的初稿，征求大家的意见，与会人员基本同意文章中的论点。三次座谈会的总结便是以"为坚持生物科学的米丘林方向而斗争"为标题的、发表在 1952 年 6 月 29 日《人民日报》上加了编者按的长篇文章。紧接着，《科学通报》（1952 年第 7 期）、《生物学通报》（1952 年第 1

期）都做了全文转载。

该篇文章在指出乐天宇所犯的无组织、无纪律等错误之后,严厉指责"当前我们生物科学的状况已经到了不能容忍的地步","各大学中生物科学各部门基本原封不动,旧生物学的观点仍然贯穿在课程的各个方面";提出了要对"反动的"、"唯心主义的"摩尔根遗传学进行批判;勒令"要用米丘林生物科学彻底改造生物科学的各个部门"、"从批判旧生物学、旧遗传学工作中来学习米丘林生物科学";明确要求生物学以及相关的农学等学科,要按照李森科主义的模式进行改造。《科学通报》转载该文所加的编者按也要求"关于目前生物科学的状况,特别是关于摩尔根主义对就生物学各方面的影响,需要继续展开系统的批判"。

很显然,该篇文章的目的,是要坚决维护学习苏联的大旗和用李森科主义来消灭遗传学,并改造整个旧生物学。而批评乐天宇的目的,则是为了扫清"为坚持生物科学的米丘林方向而斗争"的道路上的障碍。

《人民日报》的文章发表以后,我国的遗传学家,包括整个生物学界都感到非常无奈,预感到一场新的风暴即将来临。从这年秋季开始,遗传学课程和其他有关课程在各大学被取消,中学生物学课本中也取消了遗传学的内容,取而代之的是"米丘林遗传学"和"达尔文主义"课程。遗传学的各项研究,也全部被停止。

当时,戴松恩、谈家桢等遗传学家先后在《人民日报》、《科学通报》等影响力很大的报纸杂志上纷纷发表文章,被迫公开检讨自己的学术思想。遗传学家陈桢在 1954 年发表的《金鱼家化史与品种形成》一文中,也十分勉强地用米丘林学说的观点来解释金鱼品种形成的原因。其他高等院校和科研机构的不少遗传学工作者,在这种强大的政治压力下,几乎无一例外地进行了违心的自我检查。

《为坚持生物科学的米丘林方向而斗争》文章的发表,不仅影响了整整一代中国人的思想观念和科学理念,而且还直接带来了当时对遗传学教学和研究工作的粗暴践踏,带来了对中国遗传学家的无端、无情的批判和政治迫害。

当时,在我国学术界发生的"铲除鲍文奎的试验田"、"对胡先骕的批判"以及"赵保国被迫离开武汉大学"等,就是比较典型的以政治、以特权干涉学术的重要事件,至今仍然值得人们深刻反思。

（一）铲除鲍文奎试验田的事件

1951～1954 年,遗传育种学家鲍文奎在四川省农业科学研究所开展水稻、大麦、黑麦的同源多倍体和小麦—黑麦杂种双二倍体的遗传育种。这项有着巨大潜力和广阔前途的试验研究,因李森科主义的强行干扰而被迫停止,许多小麦与黑麦的杂种由于不能使用秋水仙素进行染色体数目加倍而遭损失。1954 年初冬,在来自领导层的把遗传学批判为"反动的"、"资产阶级的"、"唯心主义的"、"伪科学的"等的压力下,小麦与黑麦远缘杂交试验田的麦苗被全部铲除。看到被铲掉的绿色麦苗,鲍文奎心如刀割,决心写信申诉上告。材料反映到中共中央宣传部后,中宣部科学处当时正好派干部黄青禾到四川作调查工作,详细了解了有关情况。中宣部科学处处长于光远知道后,立即与农业部负责人商量,将鲍文奎调到北京的华北农业科学研究所,继续从事他的多倍体育种的研究。

(二)《植物分类学简编》的厄运和对胡先骕的批判

1954 年 12 月,中国科学院主办的《科学通报》12 月号刊载了罗鹏、余名仑翻译的来自苏联《植物学杂志》的一篇译文:《物种形成问题讨论的若干结论及其今后的任务》,该文总结了前一年对李森科关于物种见解的讨论,指出了李森科所犯的很多错误。

1955 年 3 月出版的由胡先骕编著的《植物分类学简编》一书中,引用了上述译文中对李森科关于物种的一些见解提出的不同看法,并提醒"我国的生物学工作者,尤其是植物分类学工作者必须有深刻的认识才不至于被引入迷途"。该书出版后,当时在高教部工作的苏联专家提出了"严重抗议",说"这是对苏联在政治上的污蔑"。北京农业大学的六位青年助教和讲师也写信给高教出版社,批评该书"有严重的政治错误",致使胡先骕遭到了十分严厉的政治批判和随之而来的种种极不公正的待遇。

1955 年 10 月,在由中国科学院和中华全国自然科学专门学会联合会联合召开的"纪念米丘林诞生一百周年"大会上,在中共中央宣传部的直接干预下,对胡先骕的"错误"进行了严厉批判。《人民日报》1955 年 11 月 2 日公开发表了童第周在纪念大会上所做的"创造性地研究和运用米丘林学说为我国社会主义建设服务"报告,《科学通报》(1955 年第 11 期)转载了这个报告。这样,实际上就将不点名地对胡先骕的批判,完全公开化了。

这场批判的结果是,胡先骕编著的《植物分类学简编》停止销售,未售出的书全部销毁。在其后的一段时间内,生物学家们都不敢再公开发表不同于李森科的学术见解了。当时在《遗传学集刊》等期刊上发表《关于物种及物种形成问题的讨论》等文章,仍然继续为"李森科的物种形成理论"进行着诡辩。

1956年4月,毛泽东在中共中央政治局扩大会议的总结讲话中,明确提出了"百花齐放"、"百家争鸣"的方针之后,中国科学院副院长竺可桢按照周恩来的相关指示代表有关方面,于7月1日亲自到胡先骕家中登门道歉,明确表示1955年对胡先骕的批判有过火之处,并正式邀请胡先骕参加当年8月在青岛召开的遗传学座谈会。

1956年8月,在青岛遗传学座谈会分为四个专题安排的14次讨论会中,胡先骕发言了11次,成了当时发言的"冠军"。他从农业的实践、植物分类学的研究出发,依据摩尔根的遗传学说,继续批判李森科物种理论的荒谬。在这之后,被停止销售并销毁的《植物分类学简编》,在不得不删除了原版第343页中批评李森科的4段文字后,改由上海科学技术出版社于1958年重排再版。至此,轰动一时的"胡先骕事件"才暂时告一段落。

(三)赵保国被迫离开武汉大学

1952年后,"米丘林生物学"的中心由北京农业大学移至武汉大学。武汉大学坚持"米丘林生物学"观点的某些人,靠着一些政治、哲学术语人为制作的假学术,把武汉大学搞得火药味浓浓的、局面乱糟糟的。他们请来苏联专家 H. A. 吉洪诺娃坐镇武汉大学,编写、讲授《孟德尔—摩尔根遗传学批判》的课程,大肆宣扬李森科主义。更为恶劣的是,在那种无端地、大肆批判摩尔根遗传学的政治环境和"拔白旗"运动中,曾在美国从事草履虫的卡巴粒研究的赵保国,于1956年获得博士学位归国来到武汉大学后,批判他的研究脱离实际,是为资产阶级服务的,被逼得精神失常,最后不得已离开了武汉大学。赵保国后来去了黑龙江省科学院应用微生物研究所,继续从事微生物遗传学等方面的研究,并担任黑龙江省科学院学术委员会副主任委员等职务。

四、米丘林遗传学的教学和有关研究情况简述

1949~1956年,米丘林遗传学在中国得到了迅速的传播与扩展。一方面,农业部、北京农业大学等部门先后开设有关课程并举办各种讲习班,掀起了学习米丘林遗传学的热潮。另一方面,部分农业研究机构和农业高校先后开展了一些米丘林遗传学的研究工作,并通过学术会议交流工作经验,推进米丘林遗传学在中国的继续传播和发展。

在 1952 年 10 月由农业部开办长达 4 个月之久的讲习班结束后,辽宁、青海、江西、浙江、黑龙江等省的农业厅和西南、山西等省的农业科学研究所于 1953 年首先模仿农业部开办"米丘林讲习班";广东、广西、湖北、湖南、河南等省农业厅和华东区也于 1954 年相继开办了"米丘林讲习班"。据不完全统计,截至 1954 年年底,各省参加"米丘林学习班"学习的正式学员达 4 700 余人;同时,各省的专区农业试验场、推广站、农业厅还在各种训练班中讲授米丘林生物科学,有的农业科学机构还长期将"米丘林学习班"的教材当成业务学习的资料。

1950 年 5 月,北京农业大学起草的《关于高等学校农学院课程改革草案》由教育部颁布实施。北农大"清除孟德尔—摩尔根学说、用米丘林—李森科的农业生物科学理论武装农业工作者"的改革思路,开始对其他高等学校农学院的课程改革产生了重要影响。从 1950 年夏季开始,安徽、四川、广西等地的农学院都先后停开了"旧"遗传学课程,增开"新"遗传学课程,山东农学院、西北农学院还派出部分讲师和学生到北京农业大学旁听"新"遗传学课程、学习"新"遗传学实验规程。

《人民日报》发表《为坚持生物科学的米丘林方向而斗争》的文章以后,教育部、农业部共同召开全国农学院院长会议,决定在所有的农业院校中,取缔遗传学和育种学两门课程,增设"达尔文主义"(即李森科所宣扬的"米丘林学说")和"米丘林遗传育种与良种繁育学"等课程,并在相关课程中增加对"米丘林学说"的介绍、清除与米丘林方向不一致的内容。同年秋季,各个高等院校的生物学系,也一律取缔了遗传学的教学和实验课程,并对相关课程进行米丘林方向的改造。

1952 年秋季,中央人民政府教育部颁布了经苏联专家审阅修订的《中学生物教学大纲(草案)》。陈桢编著的复兴高级中学教科书《生物学》在被迫删除了"遗传"篇,以修正本使用后,仍然遭到强烈批判,于 1954 年被彻底停止使用。全国所有中学一律改上"达尔文主义基础",以便将"米丘林学说"的思想更加深入普及普通民众。"达尔文主义基础"教材中宣扬的李森科提出的"生物种内无斗争无互助"等荒谬说法,在当时的学生中以及社会上产生了不良的影响。在高等学校和中等学校强行学习"米丘林学说",带来了严重的后果。1950 年代毕业的中学和大学生,对当时迅速发展的遗传学一无所知,甚至许多生物学系的大学生根本都不知道遗传的三大定律。这在其后的大学和中学的教学过程中,作为教育工作者的他们,只得又重新补课。

从 1950 年代初期开始,以华北农业科学研究所为代表的一些科研机构,制定了米丘林方向的研究计划,开始探索在"米丘林生物学"的指导下,从事农业植物育种以及良种繁育的工作。通过对《十年来的中国科学·生物学（Ⅳ）（遗传学）》一书中收录的 133 篇文献进行剖析，我们可以看出：其中相当多的一些研究，实际上是属于植物生理学范畴的、关于农作物春化及光照阶段特性的分析。还有一些则是运用"米丘林生物学"的观点，局限在"无性杂交"、"春麦变冬麦"或少量的"远缘杂交"等方面，开展了一些实验。事实已经证明，这些实验很多实际上都是经不起重复的，或者没有最终结果的失败记录。

在 1949～1959 年的短短 10 年间，宣传"米丘林学说"、"李森科物种理论"的苏联期刊被大量翻译、刊印和发行。据不完全统计，在我国出版的有关米丘林、李森科的著作、杂志、报纸就达到 320 多种，在《米丘林生物学文献索引》一书中，该书作者搜索、汇集到的文献资料达到 2 500 多条。孙晓村发表在《北京农业大学学报》（1956 年第 1 期）上的"纪念米丘林的一百周年诞辰 回顾我校学习米丘林学说的经过"一文中，写到"……北京农业大学教师学习米丘林学说六年以来，学习的成绩是很大的，表现在：……四、做了许多介绍米丘林学说的工作，除阐释性的文字外，还翻译了米丘林、李森科的著作以及苏联教材和教学参考书等不下二三十种，六年来共达到 1 000 万字以上。"

五、米丘林遗传学工作者的师承关系、专业背景追踪

为了加强对苏联米丘林生物学的学习，北京农业大学和武汉大学等高等学校，除了开设"米丘林遗传学"课程外，还注意收集大量米丘林遗传学的资料，组织本校师生系统学习米丘林遗传学理论；举办达尔文主义讲习班，为其他高校培养讲授米丘林遗传学和达尔文主义课程的师资。因此，米丘林遗传学工作者的师承关系的建立，更多的是在当时特殊政治环境下，由不同地域的研究者通过一种彼此认识上的共同、以某种形式的聚合和信息传递而形成的。这些"米丘林生物学"的信奉者们，实际上一般都没有学校课堂上的那种师生关系，或通过学术思想的传承所构成的师徒关系。当然也有极个别的例外，例如，曾经坐镇武汉大学推行"米丘林遗传学"的苏联专家 H. A. 吉洪诺娃直接指导培养过的中国学生张冬生，于 1961 年还编写过《米丘林遗传学》的高校教材，以后也一直坚持"米丘林遗传学"的学术观点。

直到 1956 年的青岛遗传学座谈会召开以后，"米丘林遗传学"一统天下的局面才被打破。"米丘林学派"与"摩尔根学派"之间的对立，也被人为地弱化，"米丘林学派"的学术体系很快解体。

当时信奉"米丘林遗传学"的大多数人,在以后的教学和科研实践中,通过认真地思考和学习,逐步完成了学术思想的转变。所谓的"米—摩学派之争"逐渐式微,学术期刊上也很难再看到有关的争论性文章,"米丘林学派"的师承关系也就再无从追踪了,"米丘林遗传学"的学术传承也就逐渐销声匿迹。

第二节 青岛遗传学座谈会的召开及其产生的后续影响

1952 年底,由苏联植物学家苏卡乔夫(В. Н. Сукачёв,1880～1967 年)担任主编的《植物学杂志》,发起了一场针对李森科于 1950 年发表的"科学中关于生物种的新见解"文章的学术批判。与李森科有不同见解的科学家纷纷加入"关于物种与物种形成问题的讨论",发表文章阐述自己在物种与物种形成问题上不同于李森科的见解。

1953 年 4 月,沃森—克里克提出 DNA 分子双螺旋结构模型后,逐渐获得国际科学界权威人士的一致认可,摩尔根遗传学的理论在学术界也得到了更加广泛的支持。科学家们在讨论"物种与物种形成问题"时,阐述了摩尔根遗传学理论的科学性和在实践上的重要性,并对 1948 年全苏列宁农业科学院会议以后苏联批判孟德尔—摩尔根学说的做法,提出了严厉批评。

1955 年年底,三百多位苏联著名学者联名上书,要求政府有关部门撤销李森科的全苏列宁农业科学院院长职务。1956 年 2 月,苏共 20 大对斯大林的错误提出严厉批评以后,斯大林时代被视为神圣不可侵犯的李森科,迅速地走向政治上的失势。

1956 年 4 月,毛泽东等中共中央主要领导人不仅及时了解到苏联在有关李森科问题上已经发生的变化,也看到德国统一社会党中央的一份重要资料,介绍"他们正确对待本国持有与李森科不同学术见解的农业科学院院长施多倍(H. Stubbe),没有强制他放弃自己的学术观点,在育种工作中用孟德尔—摩尔根遗传学的方法取得了很大成绩"的报道。4 月 18 日,毛泽东将该资料批复给中宣部副部长张际春,要求中宣部邀请科学院及其他有关机关的负责人员讨论这份文件。随后,陆定一等对苏联生物学界的论争情况做了初步调研。4 月 28 日,毛泽东在中央政治局扩大会议总结讲话中明确提出:"讲学术,这种学术也可以讲,那种学术也可以讲,不要拿一种学术压倒一切,你讲的如果是真理,信的人势必就会越来越多。"5 月 2 日,毛泽东在最高国务会议上正式宣布了"百花齐放、百家争鸣"的方针。他指出,"李森科,非李森科,我们也搞不清楚,有那么多的学说,那么多的自然科学学派。就是社会科学,也有这一派、那一派,让他们去谈。在刊物上、报纸上可以说各种意见。"

是年 5 月 26 日,陆定一代表中共中央为北京的科学工作者和文艺工作者做了报告,系统地阐释了"双百"方针,报告全文在随后出版的《人民日报》上刊登。这些重要的讲话和报告不仅强调要反对给自然科学扣上政治帽子、反对用一种学派压倒一切的做法,也指出苏联在李森科问题上的错误和我国在"学习苏联"中出现的问题。

紧接着,根据毛泽东的讲话精神、按照陆定一的指示,由中共中央宣传部科学处处长于光远亲自出面,召集中国科学院和高等教育部的负责人,认真研究了遗传学的有关问题和在我国遗传学界贯彻"双百方针"的必要性及具体步骤,决定于 1956 年 8 月在青岛召开遗传学座谈会。

一、青岛遗传学座谈会的主要内容及其重大的历史意义

1956 年 8 月 10 日至 8 月 25 日,中国科学院和高等教育部共同主持的遗传学座谈会在青岛召开。我国遗传学界两派的主要学者 130 余人参加了会议。中国科学院副院长竺可桢、中共中央宣传部科学处处长于光远、高教部农林教育司副司长周家炽等,参加了会议的组织和领导工作。会前,有关负责人广泛地向高等院校和科研机构中的有关科学家,宣传"百花齐放,百家争鸣"的方针,并针对两派学者的不同顾虑,做了大量细致的思想工作,鼓励他们积极准备在座谈会上大胆发言。同时,中共中央宣传部科学处也组织了黄青禾、孟庆哲等人,开展深入的调查研究工作,编印了有关资料,供有关领导人和与会人员了解 1935 年至1956 年间苏联生物学界的三次论争情况。

座谈会安排了 14 天的学术讨论,共有 56 人、166 人次发言。会议期间,两派学者就共同关注的问题,如"遗传的物质基础"、"遗传与环境的关系——获得性能否遗传"、"遗传与个体发育"、"遗传与系统发育"等,展开了热烈的讨论。参加座谈会的李汝祺、谈家桢等遗传学家们,深深痛感到我国遗传学已经远远落后于世界的先进水平,迫切期望能够立即恢复遗传学的教学和研究工作。

这次座谈会达成了一些共识:①摩尔根学说的研究和米丘林学说的研究都应当发展,并扩大研究领域;②建议中国科学院生物学部设立遗传学学术委员

会,规划全国遗传学的研究工作;③在高等学校的遗传学课程中,摩尔根学说和米丘林学说的内容都应当适当地介绍;④在其他生物学课程中,有关遗传问题的片面观点必须纠正。座谈会后,遗传学座谈会会务小组将 56 位学者在会上的发言,由宋振能负责整理成《遗传学座谈会发言记录》,交由科学出版社作为内部资料出版发行。

青岛遗传学座谈会结束后,上海、北京等地纷纷举办各种形式的活动,传达青岛遗传学座谈会的精神,在遗传学界讨论和落实"双百"方针。全国的科研、教育和出版部门分别做出了规定,改变过去支持一派、压制一派的做法,被迫停止讲授的遗传学课程和遗传学研究工作,又重新逐渐恢复和开展起来。

1957 年 3 月,谈家桢作为党外知识分子的代表,出席了在中南海怀仁堂召开的中共中央宣传工作会议。毛泽东在接见谈家桢时,认真听取了关于青岛遗传学座谈会议情况的汇报。他边听边不住地点头说:"你们青岛会议开得很好嘛! 要坚持真理,不要怕,一定要把遗传学研究搞起来。"这之后,毛泽东又 3 次接见了谈家桢,鼓励他"要大胆地把遗传学搞上去!"

1957 年 5 月 1 日,《人民日报》全文转载了毛泽东亲自改写标题并加写了按语的、李汝祺撰写的文章:"《发展科学的必由之路》——从遗传学谈百家争鸣。"

正是毛泽东的出面表态和公开支持,不仅在几次危难之时解救了谈家桢等遗传学家,使他们在特殊的政治环境中仍然能够坚持做一些遗传学的教学和实验研究工作,也使其时如履薄冰的中国遗传学,得以勉强生存,从而避免了遗传学在中国遭到全盘扼杀的厄运。

二、中国遗传学在困境中缓慢发展

1956～1966 年,遗传学和其他自然科学科一样,在中国开始步入正常的发展轨道。遗传学的教学基本能正常开展,遗传学的研究范围从细胞层次到分子层次,都有一些执著追求的遗传学工作者,在做一些具体的实验研究工作。

(一)遗传学人才的培养与遗传学教材和译著的出版

1957～1958 年,在《生物学通报》开设"学术讨论"、"遗传学讲座"等专栏中,李汝祺编写的《遗传学的基本原理》讲座共 13 讲分期连载,该专题讲座较为全面系统地介绍了遗传学发展史上的大量科学实验,通俗地阐述了孟德尔、摩尔根遗传学说的产生和发展。

青岛遗传学座谈会召开以后,北京大学、复旦大学等高等学校的生物学系率先恢复讲授细胞遗传学课程,其他农林院校随后也逐渐恢复了细胞遗传学的教学。在中学生物学教学中,则取消了"达尔文主义基础",改为讲授包括有"孟德尔遗传定律"在内的高中生物学课程。

1961~1962年,谈家桢应邀先后到兰州大学、四川大学、云南大学和沈阳农科院等单位,进行系统的遗传学理论的讲学。他从孟德尔定律讲到DNA双螺旋结构的发现,从DNA的结构和功能讲到遗传学的新进展。这一轮在全国各地的遗传学术演讲和师资培训,对匡正遗传学在中国的发展方向,对高校遗传学教育教学的引领和专业教学水平的不断提高,对当时高等学校中不少生物学教师和研究人员学术思想的转变,对遗传学人才的培养和储备,都起到了功不可没的作用。

在这之后,全国各地的高等院校都相继开设起了比较系统的遗传学课程,也开始做一些遗传学的课题研究。

为了提供在大学和中等学校中开展遗传学教学和研究所需要的经典文献资料和教学用书,1957年,吴仲贤重新译校的孟德尔《植物杂交的试验》之论文,由科学出版社出版发行。1958年,奚元龄翻译出版了最新版本的辛诺特(E. W. Sinnott)编著的《遗传学原理》(*Principles of Genetics*)。1959年,卢惠霖早在1948年就翻译完成的摩尔根遗传学名著《基因论》(*The Theory of the Gene*)一书,也终于由科学出版社正式出版,面向全国发行。同年,方宗熙编写出版了我国1950年代以来的第一本《细胞遗传学》教科书,到1984年该书已连续修订再版了5次,使我国经典遗传学教材的水平能够不断地紧跟国际遗传学研究的进展。这一系列遗传学著作和教科书的陆续出版,有力地提升了我国高等学校遗传学的教学水平和遗传学实验的研究能力。

(二)遗传学研究机构的成立和工作开展

1959年,中国科学院将植物研究所遗传室和动物研究所遗传组合并,正式成立了中国科学院第一个专业性的遗传研究所。

1961年,复旦大学建立了中国第一个以国际上公认的遗传学原理为指导的遗传学研究所,并设立了辐射遗传研究室、微生物遗传研究室和植物遗传与进化论研究室。在这前后短短几年间,谈家桢领导的复旦大学遗传所与中国科学院生物物理所、北京大学等单位的研究人员合作，以猕猴为材料进行了辐射遗传学的研究，先后发表了 50 多篇研究论文，出版了 16 部专著、译作和讨论集。

与此同时，北京大学李汝祺、吴鹤龄等开展了放射遗传学的研究。他们以纯系小白鼠为研究对象，测量 X 射线的不同剂量对雌性个体卵巢破坏的程度。实验结果与国外的发现一致，由此证实了小白鼠出生后的若干时间内，具有高度的抗辐射能力。他们还进行了果蝇和摇蚊唾腺染色体结构、北方狭口蛙个体发育过程的观察等。

上述遗传学的实验研究工作，都显现出较高的研究水平。当时国外学术界有专家评论并惊叹道：新中国的遗传学家们，正在急起直追！

（三）人类遗传学在中国的初建

1961 年，吴旻作为中国留学生从苏联获得第一个医学博士回国后，着手开创我国人体细胞遗传学和肿瘤细胞遗传学研究。他与助手一道，先后建立了一整套立足于我国条件的外周血淋巴细胞培养方法和染色体技术，用于产前诊断、临床诊断和生物医学的研究。他和项维首先报告了中国人的染色体组型，并与苏祖斐等报告了中国 XXX/XX/XO 和 XY/XO 嵌合体以及唐氏综合征患儿的 21-三体核型，引发了此后中国医学界对异常核型和染色体病的重视。

1961 年，杜传书通过多年系统、周密的调查与研究，第一次证实了我国蚕豆病的病因是有关葡萄糖-6-磷酸脱氢酶（G6PD）的遗传性缺乏，否定了国外公认的"花粉致病"的结论。随后，该观点得到了国际学术界同行的证实。

1962 年，作为我国人类医学遗传学领域创始人之一的刘祖洞，在大连医学院为全国各地的医生，首次开办了"人类遗传学"专题讲习班。刘祖洞向来自全国各地的一百多名医生和研究人员，比较系统地讲述了人类遗传学的基本知识，使参加这次学习的人眼界大开。我国不少知名专家和学者，就是师从刘祖洞教授，进入人类遗传学或医学遗传学的研究领域。而今，人类遗传学或医学遗传学已成为我国遗传学领域中最为活跃的分支学科之一。

1963 年，卢惠霖在湖南医学院首倡筹建了医学遗传学研究组，拟订了 1963～1972 年 10 年科研规划，确定了建立细胞遗传学研究室和生化遗传学研究室。医学遗传学研究组成立初期就开展了对长沙市部分中小学 10 091 名青少年进行了色盲发病率普查，并对其中 48 名女性患者进行了家系调查，结果表明色盲符合摩尔根所发现的性连锁遗传规律。

1963 年，李璞在哈尔滨医科大学建立了染色体实验室，在 1 例两性畸形的诊断中，确认了 46,XX/47,XXY 嵌合型真两性畸形。1964 年，李璞等开展了在结节性甲状腺肿患者中检测有关 PTC 尝味能力的调查，从所得到的统计数据发现，其味盲率为 26%，味盲基因的频率为 50%，并证明味盲基因与结节性甲状腺肿之间存在着关联。

1965 年，吴旻和凌丽华对 70 名从新生儿到 61 岁正常人的 8 031 个细胞进行了有关参数的测量，提出了中国人体细胞染色体的基本数据和模式图。这不仅是我国人类遗传学研究领域中第一个最为详尽的染色体基本数据，也是当时世界上这一研究领域最为重要的参考资料。

（四）遗传育种工作的陆续开展

这期间，结合农业生产实际的农作物遗传育种的研究，在一些高等学校和农业科学研究机构，也一直没有间断地在进行着。

1962 年，中国农业科学院的庄巧生与沈锦骅等，合写了题为《自花授粉作物性状遗传力的估算和应用》的综述，随后又发表了有关小麦亲本配合力分析等方面的研究论文，推动了数量遗传学在我国农作物遗传育种上的应用研究。

李竞雄和他的助手经过多年坚持不懈努力，依据孟德尔—摩尔根遗传学的基本原理，通过培育纯系的方法，于 1956 年育成了首批"农大号"玉米双交种，总结并撰写了《玉米杂交种的选育研究》(1957)、《雄花不孕性及其恢复性在玉米双交种中的应用》(1961)、《玉米雄花不孕性及其恢复性的遗传研究》(1963)等研究论文。

吴绍骙于 1964 年创建的河南农业大学玉米研究所，在杂种优势理论和应用研究上取得了显著成绩，先后育成了"豫农 704"、"豫单 5 号"、"豫双 5 号"等优良杂交种，在省内外大面积推广，并荣获全国和河南省科学大会重大科技成果奖。吴绍骙与李竞雄等紧密合作，为发展我国玉米育种事业作出了宝贵的贡献。

三、遗传学再度遭到批判和迅速扭转

1958 年底，苏联赫鲁晓夫上台后再次支持李森科批判遗传学的消息一传到中国，中国的李森科追随者们又一次掀起了批判遗传学的浪潮。1960 年前后，在武汉大学、湖南农学院、湖南医学院、辽宁大学等部分高校，都曾出现过批判孟

德尔—摩尔根遗传学的狂潮。

武汉大学在青岛遗传学座谈会召开之后,仍然不能开设遗传学课程。在1958 年教育革命"拔白旗"、"插红旗"运动中,该校还提出"高举米丘林红旗,把教育革命进行到底"的口号。1949 年从美国摩尔根果蝇实验室留学归来的余先觉,被强行要求讲授《米丘林遗传学》,而对摩尔根遗传学,最多就是从批判的角度用 10 多个课时作一个简单介绍,还时不时要遭到坚持李森科主义的一些人肆无忌惮地批判。

最为突出的是湖南农学院,他们对遗传学家裴新澍的批判声势和规模,达到了惊人的地步。该校一共贴出了 45 000 张大字报,其中有 20 000 张是针对裴新澍的。农学院党委还组织了 120 名教师和 510 名学生对裴新澍进行重点揭发,召开全院大会进行猛烈批判。在湖南医学院,卢惠霖被列为批判的重点。卢惠霖因为翻译出版摩尔根的《基因论》,正好成为大批判的材料。在数百名天真烂漫的青年学生面前,强行逼迫他承认学术见解是"资产阶级学术思想"。卢惠霖坚持他的认识,说:"谁拿出证据驳倒了摩尔根的学说,我就服输,现在拿不出任何东西证明摩尔根的学说是错误的。"他还亲自通过多次重复的无性杂交实验,证明了所谓"后天获得性状遗传"是不存在的。

裴新澍、卢惠霖等遗传学家所受到的不公正批判,由于中共中央宣传部的出面和有关领导通过及时的实地调查(包括听取申诉、参加基层的辩论会等),明确指出这场"学术批判"运动是违背中国共产党关于"百花齐放,百家争鸣"方针的原则性错误,重申了在学术界贯彻"百家争鸣"方针的重要性后,才使受到错误批判的卢惠霖等遗传学家得到甄别和平反。

回顾 1956 年以来中国遗传学的发展历程,我们可以清楚地感受到青岛遗传学座谈会在扭转遗传学方向上的力量,也体现了有关领导部门纠正以前政策性错误的决心,使遗传学家从过去受批判、受压制的处境下能挺身走出,重新获得教学、研究、出版和自由发言的权利。

1962 年 2 月,国家科委在广州召开了全国科学技术工作会议,会议的原则是"不打棍子,不扣帽子,不抓辫子",这是一次"脱帽加冕"的会议,及时纠正了在政治上歧视知识分子的错误。参加会议的生物口的科学家,还对新中国成立后刮起的"米丘林风"作了原因上的简单分析,为在遗传学中进一步贯彻"百家争鸣"的方针,继续开展遗传学问题的大讨论,扫清了一些障碍。

1961～1963 年,谈家桢主持编辑的《遗传学问题讨论集》第一、二、三册,由上海科学技术出版社陆续出版发行。三册讨论集汇集了我国生物学者在青岛遗传学座谈会后撰写的文章共 81 篇。该讨论集的出版,在当时,使科学界更多的人能够了解和关心有关遗传学问题的讨论,了解遗传学研究的一些新进展,这为重建和发展中国的遗传学,起到了积极的推动作用。

第三节 "文革"中几近瘫痪的中国遗传学

从 1966~1976 年的十年中,遗传学家的处境同其他科学家一样,毫无例外地都卷入到了政治运动中。大、中学的生物学课程被取消,遗传学的研究近乎停止。在这样的困境中,中国遗传学工作者仍然有一部分在极其勉强地、极为艰辛地从事研究工作。

一、少量遗传育种工作的开展

(一) 农作物的单倍体育种

这一方面所取得一些原创性的研究成果主要包括:

胡含与他的同事们于 20 世纪 60 年代后期,不失时机地开展了小麦单倍体培养研究。他们通过培养基的系统筛选和培养条件的优化以及基因型的选择,建立了完整的小麦花粉培养体系。1970 年代初期,获得了世界上第一株小麦花粉单倍体植株,并且加倍成功。胡含等获得的自交结实的小麦花粉株系这一原创性的科研成果,开辟了小麦单倍体育种和植物遗传学研究的新领域。

1972 年,罗鹏与其合作者从植物孤雌生殖的细胞遗传学起步,在国内外首创了油菜孤雌生殖的遗传育种研究,先后发表了《人工诱发油菜孤雌生殖单倍体的研究》等多篇论文,并获得 1978 年全国科学大会奖。

1973 年,中国农业科学院棉花研究所与江苏农科院开展了"利用花药培养诱导棉花单倍体"的研究,到 1977 年,已经在亚洲棉、陆地棉和海岛棉的花药培养中,获得了较高频率的愈伤组织。同年,广西农学院开始了有关水稻花粉培养技术的研究。

1976 年,方宗熙建立了海带单倍体育种技术和"单海一号"海带单倍体新品种的培育,成为开创我国海洋生物细胞工程育种时期的里程碑,是我国褐藻遗传育种领先世界同类研究的标志性成果。

（二）人工创造的新作物——异源八倍体小黑麦试种推广

从1957～1966年，鲍文奎通过先后9次制种，共获得了八倍体小黑麦原始品系4695个，创造了一批性状极为丰富的人工资源，并与1966年选育出可用于生产的品系，其结实率达80%左右。1972年，异源八倍体小黑麦首先在高寒山区贵州威宁县试种并获得成功。1976年在威宁召开了全国小黑麦第一次现场会。到1978年全国小黑麦种植面积达40万亩。这以后，鲍文奎又确定了"培育高产、优质、多抗的八倍体小黑麦新品系"的目标，并坚持不懈地努力。

与此同时，鲍文奎还和他的助手们通过10余年广泛征集各种水稻良种，包括籼、粳、糯稻和早、中、晚稻以及具有突出性状的国内外水稻品种，使之诱变成为同源四倍体，并广泛地进行杂交和杂种后代的选育，使四倍体原种积累到70余个。1970年代后期，为了加快杂种后代优良选株的纯化或稳定，鲍文奎提出了用试管苗无性繁殖的方法，使优良选株繁殖成为无性系的育种思路。

（三）"籼型杂交水稻"的协作研究

1964年，袁隆平发现水稻雄性不育株，并发起开展杂交水稻的研究。1970年，李必湖和冯克珊在海南三亚南红农场附近沼泽地的一片正在抽穗扬花的野生稻中，发现了一株花粉败育株，培育籼型杂交水稻的"三系法"瓶颈，由此取得了突破。

1971年，颜龙安最先选育出"珍汕97"野败籼型的不育系和保持系，敲开了杂交水稻"三系"配套的大门。

1972年10月，在长沙召开的全国杂交水稻科研协作会上，裴新澍提出植物雄性不育和杂种优势的"亲缘学说"，为"三系"和"两系"杂交水稻的培育成功，提供了重要的理论指导。

1973年7月，张先程最先选育成功"野败"的恢复系IR24，为实现杂交水稻的"三系"配套，作出了关键性的贡献。

至此，我国籼型杂交水稻"三系"配套培育成功。中国成为世界上第一个培育并推广杂交水稻的国家。

（四）数量遗传育种在中国的起步研究

1958年，吴仲贤翻译了英国马瑟（K. Mather）的《生统遗传学》（*Biometrical*

Genetics)。1959 年到 1966 年,吴仲贤重新开设动物遗传学,开始招收研究生进行畜禽遗传育种实践的研究。1974 年,吴仲贤受农业部委托,在东北农业院举办《数量遗传学》和《现代育种》培训班,第一次在国内向家猪育种工作者介绍数量遗传学基本知识和现代育种理论。1977 年,吴仲贤编著的《统计遗传学》出版,这部我国数量遗传学史上第一部专著的问世,是我国数量遗传学发展历程中的一个重要里程碑。

1962 年,农业部批准杨允奎在四川农学院建立数量遗传实验室。他是最早以玉米(代表异花授粉作物)、豌豆(代表自花授粉作物)为对象,结合育种实践,开展数量遗传学研究的科学家之一,其遗稿《数量遗传与育种》是国内最早系统介绍数量遗传学原理和方法的专著。

二、人类和医学遗传学研究极其艰难的开展

1972 年,卢惠霖领导的湖南医学院医学遗传学研究室最早引进了 G 显带技术,建立了 C 带、Q 带及高分辨染色体 G 显带技术,并结合临床开展了人类细胞遗传学的研究工作。

1973 年,韩安国(鞍山)报告了利用胎儿绒毛细胞进行细胞遗传学分析的初步研究,被国内外同行认识到其价值在于提供了可用于产前诊断的新选择。这是一项有着广泛而深远国际影响的原创性研究成果。

1974 年,夏家辉等发表了中国人 G 显带染色体模式核型图。1976 年,夏家辉等在对鼻咽癌淋巴母细胞株的染色体核型进行研究中,发现了一条与鼻咽癌相关的组分明确的标记染色体。

1976 年,吴旻在他为译著《人类遗传学原理》第三版[美国遗传学家斯特恩(C. Stem)著]增写的第 32 章"医学遗传学的进展"的最末一节"遗传性疾病的防治"中,在国内率先提出基因治疗的设想。

三、遗传学的学术交流和学术刊物的出版简况

1974 年,中国遗传学界的核心刊物《遗传学报》创刊。

1975 年,童一中等人编写的《作物遗传育种知识》出版发行。1976 年,中国科学院遗传研究所、北京农业大学等单位为适应植物遗传育种工作进一步开展的需要,联合编写了《植物遗传育种学》。

1976～1978 年,《遗传与育种》(1975 年,由 1971 年创办的《遗传学通讯》更名)杂志,开设了由季道藩主讲的《遗传学基础知识讲座》(共 12 讲)。

到 1978 年,全国各地的高等学校陆续恢复开设了遗传学或作物遗传育种学课程,编写出了一些具有不同风格的、主要供各自教学使用的遗传学讲义,同时开办了一些遗传学的进修班。

上述这样一些科学普及和教育方面的举措,对于在当时特殊的政治环境条件下,向公众普及遗传与育种的基础知识;对于在稍后的拨乱反正时期,迅速重建中国的遗传学,加快培养遗传学教学和研究的人才,发挥了不可忽视的作用。

第四节　对 1950～1970 年代中国遗传学的反思

从 1952 年到 1978 年的将近 30 年,中国遗传学有两次险遭灭顶之灾。追踪其受到的最重要影响之一,就是几乎失去了与世界各国科学技术的交流与合作,也失去了和国际遗传学界的同仁、朋友的学术联系,由此脱离了遗传学的发展主流方向和研究前沿,在相当长的一段时间内都处于停滞不前的落后状态。这种故步自封、闭关锁国的科技政策,又受到当时国家的政治、经济、文化、外交等多种因素的制约和影响。

但是,我们也应该清醒地看到:在 1952～1956 年中国的李森科追随者几乎独霸遗传学界的恶劣学术环境中,在稍后的"文革"十年动乱中,遗传学在中国并没有死亡;以孟德尔—摩尔根为代表的遗传学术思想并没有在中国完全断裂,而是仍然在悄然无息地延续着、传承着。这种延续和传承,可以说是一种"藕断丝连"式的。

一、遗传学家的巧妙抗争

中国的遗传学家们,并没有放弃自己的学术追求,仍然持着坚定的信念,以不同的方式,非常执着地进行着有限的遗传学教学和个别的遗传学实验研究。从下面简短的例析中,可以看到一个小小梗概。

(1) 为了适应 1956 年 8 月青岛遗传学座谈会后变化的形势,北京大学、复旦大学除了开始招收遗传学专业的本科生(1955 级～1965 级)外,李汝祺、谈家桢等还招收了很少量的硕士学位研究生。北京农业大学也专门聘请鲍文奎为部分进修教师和助教专门开讲摩尔根遗传学课（当时称遗传学Ⅰ）。鲍文奎在第一堂课上，曾向前来听讲的教师讲了一段颇具风趣的开场白。他说："我是来提供批判材料的。我听过一些批判，似乎批判者对他们批判的对象是什么都还不清楚。所以很需要给大家提供有关摩尔根遗传学的系统材料。这样，批判起来才更有力。自讲自批不如不讲，因此我只提供材料而不批判。批判就留给你们了。"这样一段讲话，现在听来并不好笑，但当时的听众竟然哈哈大笑。果不其然，在1957年秋的整风反右运动开始不久，就有人对鲍文奎讲授遗传学贴出了大字报。而出乎人们意料的是，很多刚刚听了几周遗传学课的学员，马上贴出了相反意见的大字报。很显然，这些听课的学员已经接受了摩尔根遗传学的基本观点。

（2）1975年第2期的《遗传学报》，刊载了《必须批判遗传学理论中的唯心主义和形而上学的观点》文章。该文虽然批判了莫诺的乳糖"操纵子"的调节系统学说，但人们若变换一个角度去思考，实际上该篇文章又从某一个侧面，简要介绍了当时国际遗传学最新进展的有关内容。

（3）1950年代初期，夏镇澳（李先闻的助手）冒着政治运动的风险，将李先闻在1940年代末就已积累的"小麦单体、缺体和多体染色体，粟与狗尾草有性杂交后代的各种株系"等材料，和有关部门一起继续做一些回交、杂交和细胞学的观察的研究，后来由于越来越激烈的政治运动，被扣以"李先闻的香火为何不断？（因李1948年去了台湾）"的政治帽子，那些极为珍贵的遗传育种原材料最后当然也就荡然无存了。而到了1970年代末期，当中国遗传学终于迎来重建和发展的时刻，因为农作物遗传育种的需要，有些单位又不得不从国外引进同样一套小麦单体、缺体的材料，以继续进行实验研究。

（4）前面所述的李竞雄在1950～1960年代成功进行的"玉米杂交种的选育研究"，虽然是打着所谓米丘林遗传学的旗号，但实质上仍然是按照孟德尔—摩尔根的遗传学理论，进行作物遗传育种的一种延续。

二、极个别领先世界的原创性研究成果

在1950～1970年代，处于艰难困境中的中国遗传学家，以自己特有的睿智和愈加艰苦的工作，也取得了个别领先于世界的原创性研究成果。这主要包括：

（1）从1974年起，沈善炯等以自身固氮细菌克氏肺炎杆菌为模式，开始研

究固氮 nif 基因组的精细结构和 nif 基因的调节。通过三年的艰苦实验,不仅证明 nif 基因呈一簇排列,否定了当时国外科学家认为基因间有"静止区"的观点;还发表了 *Genetic analysis of the nitrogen fixation system in Klebsiella pneumonia*(《克氏肺炎杆菌固氮系统的遗传学分析》)之论文,得到国际研究固氮基因权威学者布里尔(Winston Brill)的高度评价。

(2) 1975 年,曾溢滔在谈家桢、刘祖洞等的支持和指导下,将进行的长达十余年的血红蛋白研究工作整理成《异常血红蛋白生化遗传的研究》论文发表在《中国科学》上。

(3) 同一年,刘祖洞带领复旦大学的学术团队和安庆地区克汀病防治研究所合作,对遗传流行病进行了当时全国规模最大的调查研究。在大别山地区先后共检查 24 万人次,发现 115 种单基因疾病、染色体病和一些先天性疾病,发表了《大别山痴呆病病因的遗传学研究》等研究论文。这些基础工作,为以后遗传病研究提供了翔实的资料和研究的基础。

(4) 1978 年 3 月,在召开的全国科学大会上,授予科学家的成果奖项共有 7 657 项,其中仅仅属于遗传与育种的获奖,就有 41 项。

中国遗传学界所发生的上述种种有限的变化,不仅从根本上挽救了中国的遗传学,更为重要的是,培养和储备了少量的遗传学专业的教学和研究人才。这些人才在高等院校、研究院所,以及工业、农业和医学等各个领域,通过更加艰苦、勤奋地工作,成为 1978 年以后中国遗传学重建和发展中的中坚力量。

第五节　1950 年代初期～1978 年进入中国遗传学家学术谱系的标准

考虑到 1950～1970 年代中国遗传学处于一个痛苦而曲折的变迁过程中,国内高校和研究机构还没有建立相应的学位制度,进入遗传学家学术谱系的人员,其标准需要做出符合当时客观实际的一些调整。具体表述如下:

(1) 在国外获得过遗传学专业学位(本、硕、博)的学者。

(2) 国内大学遗传学专业本科毕业及以上学历的学者。

(3) 国内大学的生命科学专业毕业、在国内外与遗传学有关的重要学术期刊(国内应指核心期刊)上,发表过遗传学的研究论文(英文或中文),后来被评为教授、研究员等正高级专业学术职务的学者。

第四章　中国遗传学的重建与发展

从 1950 年代初到 1970 年代末,中国遗传学经过了将近 30 年坎坷不平的发展历程。中国遗传学家在饱经磨难中,终于迎来了遗传学蓬勃发展的春天。

从 1978 年开始,面对着在国际遗传学领域中基因工程技术的产生和发展,中国遗传学家在清醒地认识到自身差距的基础上,开始了奋起直追。几代学人以坚韧不拔的毅力,在遗传学发展的各个分支领域,迎头赶上并力争进入国际遗传学界的主流,逐渐走进国际前沿课题研究的发展阶段。

第一节　1978 年以后中国遗传学的发展概况

1978 年 3 月 18～31 日,在北京隆重召开了新中国成立以来的第一次全国科学大会。这是在国家处于百废待兴的形势下,召开的在中国科学发展史上一次具有里程碑意义的盛会。邓小平在全国科学大会的讲话中,明确指出了"四个现代化的关键是科学技术的现代化","知识分子是工人阶级的一部分",并着重重申了"科学技术是第一生产力"这一基本观点。全国科学大会的胜利召开,像一股和煦的春风开始吹遍中国大地。

当科学的春天到来的时候,中国的遗传学家们已经清楚地认识到自己肩负的重任,摈弃极"左"思想的束缚,抛开学术争论上的积怨,重新集合并迅速组建遗传学的队伍,以自己有限的人生,为中国遗传学的重新崛起和走向世界,开始了新时期的奋力拼搏。

一、中国遗传学会的成立和发展

为了重建中国的遗传学,实现老一辈遗传学家早在 1940 年代就立下的成立中国遗传学会的宏伟愿望。1978年3月，李汝祺、祖德明、许运天、李继耕、吴鹤龄、钟志雄、邵启全、黄鸿枢、方宗熙、李竞雄、施履吉、鲍文奎、徐冠仁、童第周、谈家桢、奚元龄、胡含、薛禹谷、邓炎棠（按发起人签到顺序）等19人，在北京召开了中国遗传学会发起人会议。会议推选了中国遗传学会筹备组成员，并向学术界发出了《成立中国遗传学会倡议书》。

（一）中国遗传学会的成立及初期的重要活动

1978年10月7日，中国遗传学会经过较长时间的酝酿和筹备，在南京正式宣告成立。老一辈遗传学家李汝祺在大会上做了重要报告，号召全国的遗传学工作者，在新的历史时期，加强团结，共同担负起重建和发展中国遗传学的重任。

大会共收到植物遗传和育种、人类和医学遗传、动物遗传、微生物遗传育种以及分子遗传学等各个领域的研究论文共200多篇，经过审查选出153篇汇编入《遗传学报》论文摘要专辑（1979年第6卷第1期）中。

出席这次大会的代表和列席代表共有230多人。会上经过民主协商，选举产生了以李汝祺为理事长，谈家桢、祖德明、金光祖、钟志雄、胡含、卢惠霖、沈善炯、奚元龄、方宗熙为副理事长，邵启全为秘书长，吴旻、吴鹤龄、李致勋为副秘书长共70位理事组成的第一届理事会。大会决定建立中国遗传学会办公室，安锡培为学会秘书。大会讨论通过了中国遗传学会章程。

中国遗传学会的成立，是全国遗传学工作者渴望已久的大喜事，是被称为在中国遗传学发展历史上真正具有重大转折意义的一次遗传学工作者的盛大聚会。

在李汝祺担任第一届理事长的4年期间，中国遗传学会得到了迅猛的发展。其主要大事包括：全国各省、市、自治区相继成立遗传学会；开展了一系列的学术研讨会议和工作会议，大力推动遗传学的学术交流和遗传学普及工作；举办了若干规模较大的讲习班，以提高大、中学遗传学和生物学的教学质量；加快了恢复与国内外学术机构的联系。

在中国遗传学会成立后的第二年（1979年），召开了两次重要的学术会议。

第一次：1979年10月6日至12日，在四川成都召开了"作物遗传学术报告会"。从会议收到的131篇论文中，可以看出：我国在农作物的遗传育种、杂种优势的利用和植物组织培养等方面，开展了遗传研究；在农作物的抗毒性、早熟性和光合效能的遗传、不同作物多途径地利用杂种优势、诱发孤雌生殖以及一些作物的远缘杂交的研究,都取得了一些进展。会议建议组织部分力量,应用常规技术,开展植物细胞遗传工程的研究,进一步为育种技术的创新打下基础。会议还就植物遗传学的教学,进行了专门的讨论。

第二次:1979年11月25日至12月1日,在湖南长沙召开了人类和医学遗传学论文报告会。卢惠霖和他领导的医学遗传研究室在会上报告了多项研究成果,包括主持编写长达30万字的《中国医学百科全书·医学遗传学分卷》。这次会议还突破了禁区,在卢惠霖的大力支持与热心鼓励下,吴旻提出了在我国开展优生学研究,并提出了具体的实施措施。这之后,全国迅速开展了优生优育工作和大规模的遗传性疾病的调查。

(二)中国遗传学会历次代表大会

经过三十多年的不断发展与壮大,中国遗传学会迄今已拥有超过1.2万名会员,八十多名两院院士;截至2008年,已经成功地召开了八届全国会员代表大会暨学术讨论会;组织和举行了各种重大的遗传学学术研讨和交流活动一百多次。

中国遗传学会第二次全国会员代表大会于1983年1月5～10日在福州举行。来自28个省市的五百余名代表出席了大会。在这次代表大会上,鲍文奎、吴旻、李载平分别做了题为"植物育种中的遗传学问题"、"遗传学与医学实践"和"基因工程"的专题报告。加拿大华裔科学家黄兆泉作了"血红蛋白的产前诊断"的学术报告。大会选举出以谈家桢为理事长,胡含、吴旻、李载平为副理事长,邵启全为秘书长,吴鹤龄、李致勋、李璞为副秘书长等组成的中国遗传学会第二届理事会。安锡培担任学会办公室主任。

中国遗传学会第三次全国会员代表大会于1987年5月6～10日在合肥召开。出席这次大会的代表近八百名,会议按照遗传学分科领域安排了15个分组进行学术交流。大会共收到论文921篇,并决定从本次代表大会起,会议论文集以《中国的遗传学研究》专集的形式出版并扩大交流。中国遗传学会第三届理事长由谈家桢担任。副理事长为吴旻、李载平、胡含。秘书长:李振声;副秘书长:李璞、吴鹤龄、赵寿元、陈伟程。

中国遗传学会第四次全国会员代表大会于1991年4月22～25日在郑州召开。全国各地遗传学工作者五百余人出席了大会。会议选举产生了以李振声为理事长,赵寿元、吴鹤龄、李璞为副理事长,陈受宜为秘书长,施立明、陈仁彪、陈伟程为副秘书长等组成的第四届理事会。

中国遗传学会第五次全国代表大会于 1995 年 10 月 12～17 日在山东泰安召开,来自全国 30 个省市的四百名遗传学工作者出席了大会。美国、加拿大、日本等国家,中国台湾和中国香港等地区的一些学者也应邀参加了会议。这次大会就遗传学领域的研究与教学工作进行了广泛交流,大会共收到论文千余篇,经过评审收录入《中国的遗传学研究》论文集有 358 篇。在新组成的中国遗传学会第五届理事会中,选举出李振声担任理事长,赵寿元、李载平、李璞担任副理事长,陈受宜为秘书长,陈伟程、尚克刚、陈仁彪为副秘书长。这次代表大会还为将于 1998 年在北京召开的第 18 届国际遗传学大会,进行了专门的商讨,并召开了筹备组会议。

中国遗传学会第六次全国代表大会于 1999 年 10 月 23～29 日在昆明召开,来自全国 28 个省市的近五百名代表出席了会议。本次大会收到应征论文六百余篇,经过审查共收录了 468 篇文章刊登在《中国的遗传学研究》论文集中。大会经过选举产生了赵寿元教授为理事长,陈竺、吴常信、陈受宜为副理事长,李家洋为秘书长,尚克刚、毛裕民、王明荣为副秘书长等组成的中国遗传学会第六届常务理事会。

中国遗传学会第七次全国会员代表大会暨学术讨论会于 2003 年 10 月 10～13 日在海口召开,来自全国的四百多位遗传学专家学者出席了大会。这次代表大会的召开,正值著名的"DNA 双螺旋分子结构"论文发表 50 周年,使大会体现出特别重要的纪念意义。大会选举出以李家洋为理事长,陈竺、张启发、贺福初、张亚平、余龙为副理事长,薛勇彪为秘书长,安锡培为副秘书长的第七届理事会,理事会的大幅年轻化,显示出学会朝气蓬勃、欣欣向荣的大好发展局面。

中国遗传学会第八次全国代表大会暨学术讨论会于 2008 年 10 月 28～31 日在重庆召开,来自全国 30 个省、直辖市和自治区的 1 009 名代表参加了会议。这次大会的主题是"新世纪遗传学与社会和谐发展"。大会共收到植物遗传、人类和医学遗传、动物遗传以及微生物遗传等领域论文四百多篇,出版的以《中国的遗传学研究》为书名的论文集,充分展示了中国遗传学研究的最新进展。中国遗传学会第八次会员代表大会通过了学会章程修改案,通过选举产生了以李家洋为理事长,张启发、贺福初、张亚平、贺林、余龙、薛勇彪(兼秘书长)、杨晓等为副理事长,安锡培、王兴智、王明荣、鲁成为副秘书长等 24 人组成的学会常务理事会。

中国遗传学会第八次全国代表大会召开之际,恰逢中国遗传学会成立 30 周年。回顾过去的 30 年,经过遗传学界全体同仁的共同努力,中国遗传学研究已经取得令世人瞩目的辉煌成就。以人类基因组、水稻基因组和家蚕基因组为代表的基因组和基因功能的研究论文,不断发表在世界顶尖级别的学术期刊上。

(三)中国遗传学在国际遗传学界的学术地位不断提高

中国遗传学会成立后,以其学术团体的强力优势,迅速恢复了与国内外学术机构的联系,广泛开展了国际、国内多种形式的遗传学术交流活动和各类学术会议、工作会议。

1980 年,中国遗传学会加入了国际遗传学联合会,并先后组团参加了第 15 至 20 届国际遗传学大会。

国际遗传学大会是国际遗传学领域规模最大、影响最广泛的世界性学术活动。每 5 年召开一次。国际遗传学大会的承办国由国际遗传学联合会的各会员国投标竞争,经国际遗传学各会员国代表投票决定。国际遗传学大会的主管单位是国际遗传学联合会(IGF)。国际遗传学大会不仅反映该领域的科学研究和实际应用的最新成果,而且还对这门学科的发展有着巨大的影响。由于遗传学在工业、农业以及医学和人类健康等方面均取得了重大的影响,历届大会都吸引着世界各国的遗传学家纷纷参加。目前,遗传学已经成为一种促进自然科学和社会科学相结合的力量,在解决人类生存所面临的种种问题、在提高人类的生活质量方面,正发挥着越来越重要的作用。

1983 年 12 月,我国派出了以谈家桢为团长的 36 人中国遗传学代表团,出席了在印度召开的第 15 届国际遗传学大会。这是新中国成立以来第一个遗传学代表团,受到了国际遗传学界的欢迎。在这次大会上,谈家桢被选为国际遗传学会副会长。他在大会闭幕式上作的题为《遗传学是科学和社会的一种结合力量》的报告,受到与会者好评。这次会议扩大了中国遗传学家的视野,增加了各国遗传学家对中国遗传学界的了解。

1988 年 8 月,我国派出了近六十人组成的中国遗传学代表团,参加了在加拿大召开的第 16 届国际遗传学大会,谈家桢当选为大会名誉副主席。

1992 年 6 月,谈家桢作为我国大陆首批访问台湾的科学家(也是年龄最长的访问学者),与台湾遗传学界的潘以宏等学者共商大计,说服台湾同胞协助大陆申办第 18 届国际遗传学大会。

1993 年 8 月,在英国伯明翰召开的第 17 届国际遗传学大会上,由于海峡两岸遗传学家的共同努力,以谈家桢为首的中国代表团经过巧妙而又激烈的角逐,在击败了强劲的竞争对手智利和澳大利亚之后,最终以优势票获得了第18届国际遗传学大会在北京召开的主办权。这是一场被称为科学界的奥林匹克的争夺战。

（四）第 18 届国际遗传学大会在北京召开

早在中国遗传学处于十分艰难的初创时期,1948 年 8 月,谈家桢代表中国遗传学界出席在瑞典斯德哥尔摩召开的第 8 届国际遗传学大会时,就立下了毕生一定要在自己的祖国召开国际遗传学大会的宏伟愿望。此后,经过整整 50 年的坎坷曲折,中国的遗传学工作者以取得举世瞩目的遗传学研究成果,迎来了中国遗传学百年发展史上倍感振奋的大喜事——第 18 届国际遗传学大会在北京召开。这是自 1899 年 7 月在英国伦敦召开第 1 届国际遗传学大会以来,遗传学经过了一百年的发展后,第一次在中国召开的国际遗传学大会。举办这样的跨世纪国际盛会,不仅增加了中国遗传学对世界的影响,也是我国遗传学工作者向世界各国的学界同仁学习和交流的极好机会。

1998 年 8 月 10 日,第 18 届国际遗传学大会在北京国际会议中心隆重开幕。大会名誉主席、时任国务院副总理的李岚清在大会开幕式上,代表中国政府对大会的召开表示热烈而衷心的祝贺,对参加大会的各国科学家表示热烈的欢迎。李岚清指出,遗传学是生命科学的基础学科,生命科学将是 21 世纪科学技术发展最活跃的领域。中国政府十分重视和支持包括遗传学在内的科学研究和教育事业。

谈家桢作为第 18 届国际遗传学大会的主席,在开幕式上与赵寿元联合,向前来参加大会的两千多位中外学者,做了"遗传学——为民造福"的主题报告。在报告中,谈家桢提出了"在加强遗传学基础研究的同时,注意研究以基因为基础的农业,以基因为基础的医药业,以基因为基础的环境保护"等重要建议。

这次大会有两个重要特点:①更多的学者直接参与了学术交流活动,建立了广泛的联系。来自 29 个国家和地区的共 302 位学者,分别就遗传学研究的 12 个重点领域,进行了精彩纷呈的学术演讲,在有些问题上展开了热烈友好的讨论。828 人出了墙报,展示了最新的演讲成果。1 353 人提交了学术论文摘要。②更多的青年科学家(占学术报告人近半数)走上了学术讲台,报告了自己的研究成果,学术气氛空前活跃。特别令人感动的是,很多旅居海外的华裔、华侨学者回到祖国参加了这次大会。在这些华人遗传学者中,年长的有50年来第一次回国、已82岁高龄的人类细胞遗传学家徐道觉先生;年轻的则有一大批博士、博士后和知名的遗传学教授。他们不仅积极热情地在国内外为遗传学家之间构架桥梁,促进合作与交流,而且真情实意地介绍国际学术界的研究动态、成果和发展趋势,意在通过各种途径为建设祖国尽上一份绵薄之力。

第18届国际遗传学大会在北京的召开,获得了与会代表的高度评价。国际遗传学联合会主席史密斯(D. A. Smith)和秘书格里菲斯(A. Griffiths)认为会议的"组织是出色的,可以成为以后国际遗传学大会的楷模"。在这次大会上,中国遗传学会常务副理事长、复旦大学赵寿元教授当选为新一届国际遗传学联合会的主席,成为担任这个有重大影响的国际学术组织主要领导人的第一位中国遗传学家。

二、遗传科学的普及、教育和研究大力推进

在中国遗传学重建过程中,加快遗传学知识的普及和提高遗传学的教学水平,对中国遗传学的发展具有举足轻重的作用。

遗传学研究工作的开展和高校教学师资人才的培养,主要来自李汝祺、谈家桢、卢惠霖、盛祖嘉、刘祖洞、赵寿元、吴仲贤、吴鹤龄、李璞、杜若甫等老一辈遗传学家的勇担重任。

在中国遗传学会的大力倡导和具体组织下,通过每年的专业工作会议、大型纪念活动、国内外的多种学术交流,多种类型的短期师资讲习班,加快对遗传学专业人才的业务培训。中国遗传学会和各省市的地方遗传学会,还利用了公众科学日、遗传病的调查和义诊等各种途径,促进遗传科学的普及和提高中国公民的遗传科学素养。

(一) 遗传学教材、重要论著、文集和期刊的出版发行及重要意义

从1978年开始,遗传学教科书在编写上逐渐体现出多版本、多类型,及时反映遗传学最新研究成果、加强实验研究方法和遗传学发展史的介绍等特点,为培养多方向的遗传学研究人才提供了基本保障。

刘祖洞、江绍慧编写的《遗传学》,被多数高等学校作为本科生的主要教科书和重要参考书广泛使用。1980年代以后毕业的遗传学工作者,很多都是读了刘

祖洞编写的教材才走进遗传学研究领域的。从 1979 年至今,刘祖洞的《遗传学》先后印刷了十多次,累计发行量高达三十多万册,是国内享有盛誉的遗传学教材,曾荣获国家教育部优秀教材一等奖。

在这之后,戴灼华、王亚馥、粟翼玟主编的《遗传学》,赵寿元、乔守怡主编的《现代遗传学》,徐晋麟、徐沁、陈淳主编《遗传学原理》,李璞主编的《医学遗传学》,季道藩等主编的《遗传学》以及周希澄等编写的《遗传学》,刘庆昌编写的《普通遗传学》,石春海编写的《遗传学》,卢龙斗编写的《遗传学》,等等,也以不同的编写风格,陆续分别为综合、医学、农林以及师范等不同类别的高校专业所选用。在这些遗传学教材中,戴灼华等主编的《遗传学》(第二版)在继续保持第一版学科内容的完整性、系统性基础上,突出了把培养学生的遗传分析能力放在首位。2009 年,该教科书荣获国家级教学成果二等奖,成为当今在国内影响力最大的遗传学基础教材之一。

从 1980 年代初期开始,由科学出版社与中国遗传学会共同开创,李汝祺和谈家桢主编的《现代遗传学丛书》,伴随着遗传学的发展陆续出版和再版更新,如李汝淇的《发生遗传学》,盛祖嘉的《微生物遗传学》,李竞雄、宋同明的《植物细胞遗传学》,盛志廉、陈瑶生的《数量遗传学》,张玉静的《分子遗传学》,吴旻的《肿瘤遗传学》,杜若甫的《中国人群体遗传学》,印木泉等的《遗传毒理学》,盖钧镒等的《植物数量遗传体系》,孟金陵等的《植物生殖遗传学》等二十余种。这套丛书较为详细地介绍了遗传学各个分支领域的基本理论、基础知识和基本的实验技术,充分反映了最新的研究成果,并且从一开始就十分注重专业名词、术语和符号的规范化,是一套水平较高的遗传学专业参考用书。多样化的遗传学教材的大量出版和广泛使用,强有力地推动了我国遗传学教育和研究的大踏步前行。

1982 年,作为中国遗传学界集体劳动成果结晶的《中国大百科全书·生物学》卷遗传学分册,正式出版发行。该书共收录 70 个条目,93 幅插图,约 25 万字,力求反映遗传学研究的新成果、新概念、重要的科学假说和实验模型。

1984 年,时值孟德尔逝世一百周年,中国遗传学会和各地分会举行了规模空前隆重的学术纪念活动,科学出版社编辑出版了纪念文集,谈家桢专门撰写了"纪念孟德尔逝世一百周年"的文章,其他遗传学家也分别执笔介绍和展示我国遗传学研究的现有水平和基本概貌。

1985 年,为了纪念青岛遗传学座谈会 30 周年,几位曾经在原中共中央宣传部科学处工作过的、又参加过青岛遗传学座谈会或参加过调查有关遗传学被批判情况的学者李佩珊、孟庆哲、黄青禾、黄舜娥等 4 人会聚一起,在于光远的积极倡议下,共同编写了题为《百家争鸣——发展科学的必由之路》一书,该书的副标题为"1956年8月青岛遗传学座谈会纪实",由商务印书馆出版发行。于光远为该书写了序,4位编者合写了"青岛遗传学座谈会的历史背景和基本经验"的文章。书中不仅全文记录了当时与会的56位学者的发言,还选入了黄青禾编译的"1935～1956年苏联生物学界的三次论争"中文资料。该书出版后,曾经引起了学术界的广泛关注,对中国遗传学的发展产生了一定的影响。

1987年,中国遗传学会特别邀请捷克布尔诺孟德尔纪念馆在学会代表大会开会期间,举办了孟德尔生平和科学业绩图片展览,加深了中国遗传学家对遗传学先驱的认识与了解。这些不同形式的学术活动,使孟德尔—摩尔根遗传学在中国的传播,达到了前所未有的程度。

1989年,在由孙勇如、安锡培、赵功民等编著的《遗传学手册》中,刊载了国内外遗传学领域的期刊二百多种,对遗传学研究人员了解遗传科学信息来源,提供了有用的参考。

同年,全国科学技术名词审定委员会公布了《遗传学名词》(第一版);2005年,中国遗传学会受全国科学技术名词审定委员会委托,组织了第二版的修订,全书通过最终审定收录的遗传学名词由1519条增加到2358条。

再以2002年由上海科学教育出版社出版的大型学术专著《中国遗传学史》为例,从对该书附录中不完全统计到的论著数目的简要分析,可以看出,1922～2000年间,中国出版的遗传学著作共有810多篇,其中1922～1977年的50多年间只有130多篇,而1978～2000年的20年间就达到680多篇。这些统计数据,也能够使我们从一个侧面去了解近百年来,中国遗传学的一个不断变迁过程。

从1978年中国遗传学会成立到2008年中国遗传学会第八次代表大会的30年间,学会编辑出版了《中国的遗传学研究》等论文集,遗传学的各分支学科收录的研究论文达到2500余篇。

与此同时,遗传学的专业期刊在种类和发行量上都不断增加。《遗传学报》的来稿数量和来稿质量呈现上升趋势,国外来稿量逐年增加,国际流量与国际下载量显著上升。到2010年底为止,《遗传学报》已编辑出版了37卷共274期;《遗传》杂志编辑出版了222期。1978年创刊、国内第一种医学遗传学专业期刊《国外医学·遗传学分册》(现更名为《国际遗传学杂志》),到2010年底为止已经发行134期。此外,《植物遗传资源学报》、《中国优生与遗传杂志》、《中华医学遗传学杂志》等,也相继问世。这些专业性的遗传学期刊,不仅及时地、全面地刊载和报道了中国遗传学研究的最新进展,而且在学术界的影响也迅速提高。据汤森路透(Thomson Reuters)最新发布的 2010 年度 JCR 数据显示,已改成英文版的 *Journal of Genetics and Genomics* 2010 年影响因子已经达到 1. 494,较之2009 年的 0.813,得到了大幅度的提升。

(二)遗传学人才的培养和学术交流的大力开展

为了尽快解决 1980 年代初期全国各类高等学校和科研单位所面临的遗传学人才缺乏、遗传学实验研究技术落后、遗传学师资严重不足等重要问题,由中国遗传学会牵头搭桥、全国各省市高等学校和研究机构具体承办,复旦大学、北京大学等重点高校派出具有一定学术声望的遗传学教授,利用每年的寒暑假日和周末时间,主动走向基层单位办班讲学。聘请国外著名遗传学者来华讲学,选派年富力强的教师和科研人员走出国门进行学习和进修,成为大力推进重建和发展中国遗传学所需人才培养的基本途径。由此,全国各类高等学校的遗传学教学和研究人员的专业知识水平和实验研究能力,重点中学的生物学教师的遗传学基础知识,在短短的几年内,得到了显著的提升。

鉴于 20 世纪 50～70 年代遗传学的迅猛发展,国外遗传学界已经从分子水平上深入探究遗传的本质,学习与研究分子遗传学的基础知识和基因工程的实验技术,很自然就成为重建和发展中国遗传学的首要一步。1979 年夏,应谈家桢之邀请,美国分子遗传学家邦纳(J. Bonner)和吴仲蓉、汪黔生博士,在复旦大学举办中国第一次的"分子遗传学讨论班",并亲自担任主讲,亲自做基因工程操作与实验示范。这次有三百人参加的学习班,促进了分子遗传学的研究在我国的迅速发展,使中国遗传学家从此开始大踏步地走向世界。

1981 年,复旦大学率先开办了全国第一个遗传学骨干教师学习班,以后又陆续开设了 4 次助教进修班,为全国遗传学骨干教师培训和遗传学教学起了很大的推动作用。

自 1980 年代初期开始,中国遗传学会连续多年牵头、组织了全国范围内的遗传学教学研讨会和培训班。其中规模较大、影响深远的是 1982 年暑假委托辽宁省遗传学会和辽宁大学举办的大型遗传学讲学和实验班。在这次大型培训班开班前,谈家桢就提出切实可行的具体要求:①培训规模要涵盖全国各类高等学校,培训对象为教学第一线的中青年教师;②培训方式为专题内容的讲课和学员亲自参与实验操作的学习。③讲课要按照遗传学教学体系讲授重点内容;实验课要按照综合性大学的要求全面设置实验项目,以满足各类高校的需求。这次讲习班开设了"现代遗传学、遗传学进展"、"细胞遗传学"、"微生物遗传学"、"分子遗传学"和"群体遗传学"等5个专题讲座,分别由谈家桢、江绍慧(复旦大学)、盛祖嘉(复旦大学)、吴鹤龄(北京大学)、戴灼华(北京大学)等担任主讲。遗传学实验分别开出了"遗传学三大定律的分析与验证";"果蝇杂交试验、伴性遗传、唾腺染色体制片与分析";"植物根尖染色体组型分析及C带";"减数分裂过程分析及制片技术";"小鼠骨髓细胞染色体制片技术";"人外周血培养、人的染色体组型分析及G带制作与分析;姊妹染色单体交换(SCE);PTC尝味试验";"细菌转导";"化学诱变剂的细菌测试验";"粗糙链孢霉杂交及其孢子分析"等12个。实验要求尽可能为学员准备实验的全部过程,要求学员明白实验原理的全程操作。来自180多所高校的366名学员,通过努力学习、认真钻研、相互交流和共同探讨,比较系统地掌握了遗传学的教学体系、理论基础、实验技术和遗传学的进展,整体水平得到大大提高。

随着中国遗传学的教学逐步走上正轨并取得可喜成绩,遗传学的教学和学术交流也大力开展起来。其中最重要的一次就是1985年在广州召开的"中国遗传学会遗传学进展报告暨遗传学教学讨论会"。

在这次讨论会上,谈家桢、刘祖洞、许由恩等分别就"遗传学纵横谈"、"我国遗传学教学状况"、"医学遗传学科建设"等做了专题报告,到会人员开阔了思路、统一了认识。谈家桢语重心长地勉励广大的遗传学工作者,在我国遗传学教育和研究工作中,要加强生物学基础知识,要提高科学史的素养,要认识到我们肩负责任的重大。会议通过分组交流,在加强大学和中学的教学、遗传学实验开设、建立信息库等方面,达成了基本的共识。

(三)中国学位制度的建立和遗传学研究生的培养

1980年,第五届全国人民代表大会常务委员会第13次会议审议通过《中华人民共和国学位条例》并由国务院颁布后,国务院学位办1981年公布了首批全国授予博士和硕士学位的高等学校及科研机构。其中遗传学博士授予单位有复旦大学等,作物遗传育种博士授予单位有北京农业大学(现在的中国农业大学)、南京农业大学、华中农业大学等,医学遗传学博士授予单位有哈尔滨医科大学、湖南医学院(现在的中南大学湘雅医学院)等共11个;遗传学硕士授予单位有69个(1986年)。

到 2011 年,遗传学博士授予单位增至 80 个,遗传学硕士授予单位增至 197 个。在这两百多个博士和硕士学位授予单位中,作为学位指导的教师(博导和硕导)主要来源如下:

(1)1952 年之前,留学西方获得学位回国的老一辈遗传学家,他们构成了中国遗传学家学术谱系各条主干的"头",如陈桢、李汝祺、卢惠霖、李先闻、谈家桢、冯泽芳、周承钥等。

(2)1950～1960 年代初期,留学苏联获得学位的部分学者,他们是农学或医学遗传学领域中某些谱系的"头",如吴旻、刘大钧、张思仲等。

(3)1950～1970 年代,毕业于国内各类高等学校的生物学专业,专业技术职务为教授(研究员)的遗传学工作者,他们在遗传学不同分支领域的学术谱系构建中,都占有不可或缺的关键位置。

(4)1980 年代及以后获得博士或硕士学位,同时专业技术职务已经是教授(研究员)的学者。他们是中国遗传学学术谱系构建中的"新生代",是中国遗传学走向世界、走向未来的强大生力军。

经过三十多年的不断发展,以高等学校为主体的学位与研究生教育体系及其运行机制,为遗传学家学术谱系在中国的形成、延续和壮大,为中国遗传学迅速与国际遗传学接轨,提供了建制化的基本保证。

下面主要通过对 1981 年全国首批遗传学博士授予单位培养研究生的情况,试做一个简单的分析。

1952 年全国高等学校的院系调整后,谈家桢带着部分弟子从浙江大学来到复旦大学,经过五十多年极为艰辛的努力,维系和创建了一支能够打硬仗的遗传学师资队伍。谈家桢、盛祖嘉、刘祖洞、薛京伦、赵寿元等以及陆续培养的诸多弟子,组成了在国内高等学校中最强有力的导师团队,借助初具规模的复旦大学遗传研究所、遗传工程国家重点实验室等研究机构和研究实体,从 1978 年开始连续招收和培养了三十多届研究生,培养了四百多名遗传学博士和上千名的遗传学硕士,壮大了遗传学教学和研究的队伍,使复旦大学发展成为中国遗传学教学和研究人才培养的重要基地。

此外,全国其他重点综合性大学和研究机构,也加快了遗传学教学和研究人才的培养,如,北京大学李汝祺、吴鹤龄、尚克刚等导师,先后招收和培养了几十名动物遗传学博士和硕士;中国科学院昆明动物研究所的施立明—张亚平等导师团队,培养了几十名动物遗传学博士;武汉大学的余先觉—朱英国等导师团队,培养出上百名的遗传学博士;四川大学的罗鹏、张义正等导师,培养出几十名植物遗传学和微生物遗传学博士,等等。

与此同时,作为植物和动物遗传育种专业的研究生培养,则规模更为宏大、队伍更加庞大,以适应国家对遗传育种高级人才的大量需求。如,中国农业科学院以李竞雄、鲍文奎为代表的导师团队;中国农业大学的吴仲贤—吴常信等导师团队;南京农业大学的马育华—盖钧镒等导师团队,潘家驹—张天真等导师团队,刘大钧等导师团队;华中农业大学的刘后利—张启发、傅廷栋等导师团队,四川农业大学的杨允奎—高之仁、荣廷昭等导师团队;西南大学的向仲怀—鲁成、夏庆友等导师团队;华南农大的唐维六—曹阳等导师团队,等等,都先后在水稻、小麦、玉米、大豆、棉花、油菜等农作物和畜禽、家蚕等动物遗传方面,培养出了奋战在遗传育种生产实践第一线的一大批农业遗传学的博士。

在人类遗传学和医学遗传学教学与研究队伍的创建中,中国医学科学院的吴旻—褚嘉佑等导师团队、中南大学湘雅医学院的卢惠霖—夏家辉等和卢惠霖—卢光琇等导师团队,哈尔滨医科大学的李璞—傅松滨等导师团队,等等,都先后指导与培养了一大批医学遗传学博士。

通过不完全的调研统计、信息获取和资料查证,在全国高等学校和科研院所从事遗传学教育和遗传学不同分支领域研究的高级人才中,获得博士学位的人数已经高达 3 000 多人。

(四)公派留学生进入国外的高等院校与海外人才的不断引进

1978 年 6 月,邓小平在听取清华大学工作汇报时,对我国出国留学工作做出了重要指示:"我赞成留学生的数量增大","要成千成万地派,不是只派十个八个。"中国的留学史从此开始了一个新的时代。在"支持留学、鼓励回国、来去自由"的国家政策指引下,留学生工作取得了显著成绩。

发生在 20 世纪的第二次走出国门、留学西方的更大浪潮中,谈家桢等老一辈遗传学家做了大量的、不辞辛劳地引介和推荐。很多留学海外的华裔科学家对派出留学生也做了大量卓有成效的工作。其中最突出的是美国康奈尔大学吴瑞教授促成的 CUSBEA(中美生物化学联合招生)项目的成行。1982 年至 1989 年的 8 年间,共派出留美学生 425 人,如今这些"学子"们都已经成长为当今世界生命科学领域的顶尖专家,近 200 位 CUSBEA 学子在美国的大学担任助理教授以上的职位,其中包括王晓东、袁钧英、韩珉等知名学者。据不完全统计,到 2007 年,华人生物学家在美国大学做助理教授、副教授和教授的人多达 2 500 多位,较 1997 年增长了 25 倍。这些统计数据足以说明,在世界范围内的生命科学领域中,中国人开始占有一定的地位。

据教育部国际司统计的资料,自 1978 年到 2006 年底,出国留学总人数达到 106.7 万人,其中 1978 年出国留学总数为 860 人,2006 年就达到 13.4 万人,29 年间出国留学规模扩大了 155 倍。2007 年公派留学人员比 2006 年增加了 51%,留学人数首次超过 20 万人。

在众多留学生中,学习遗传学并学有建树的优秀人才比比皆是。他们中的许多人,如李家洋、张启发、杨焕明等相继回到国内,并将学到的本领报效祖国,成为中国遗传学发展进程中不同领域的领军人物。这些海外留学归来的学子与我国本土培养的一大批遗传学工作者,在植物遗传学、动物遗传学、人类和医学遗传学,以及分子遗传学、基因组研究等众多领域,都取得了为国际遗传学界瞩目的新成就。在遗传学的科研成果开发方面,他们也作出了较大的贡献。

随着改革开放的深化,我国各项事业快速、健康地发展,为优秀科研人才提供了一个广阔的发展空间,对高层次人才的需求也越来越强烈。1998 年 8 月,为落实科教兴国战略,延揽海内外中青年学界精英,培养造就高水平学科带头人,带动国家重点建设学科赶超或保持国际先进水平,国家教育部和李嘉诚基金会共同启动实施了“长江学者奖励计划”。2002 年 5 月,国家人事部、教育部等 7 部门印发《新世纪百千万人才工程实施方案》。2010 年 6 月,中共中央、国务院印发了《国家中长期人才发展规划纲要(2010～2020 年)》,强调中央层面实施“千人计划”。全国各省、市也大力开展海外人才的引进工作。例如,北京市制定了《鼓励留学人员来京创业工作的若干规定》和《关于进一步鼓励海外高层次留学人才来京创业工作的意见》等;上海市制定了《鼓励留学人员来上海工作和创业的若干规定》,先后实施了“万名海外留学人才集聚工程”、“浦江人才计划”等专项引才工程等;江苏省实施了“高层次创新创业人才引进计划”;广西等西部省区实施了“创新创业人才小高地计划”;教育部还实施了“长江学者奖励计划”,等等。

近年来,海外人才归国数量快速增加,学术层次也大幅度提高,其中包括了一大批国际知名的优秀遗传学家,由此大大推动了中国遗传学以更加迅猛的速度向前发展。

三、中国遗传学研究的原创性成果不断产生

三十多年来,中国遗传学的每一个进步,都与国家实施“科教兴国”的战略决

策紧密相连。在国家科技政策的大力扶持和国家自然科学基金的持续有效的强力资助下,遗传学家通过自身艰辛的努力,取得了许多为国内外同行高度赞赏的、具有源头创新的成果,在国际著名的 *Nature*、*Science*、*Cell* 等科学期刊上,开始出现中国遗传学家的研究论文。

(一)遗传基础理论的研究

伴随着遗传学在人类生产生活的应用上不断取得的令人振奋的研究成果,遗传基础理论的研究在中国受到越来越多的重视。

1981 年,中国科学院上海生化所、上海有机化学所、上海细胞生物所,上海生物物理所和北京大学等单位合作,人工合成了具有与天然分子相同活性的、由41 个核苷酸组成的酵母丙氨酸 RNA 半分子。这项成果表明我国在分子遗传学的克隆技术研究方面,已达到世界先进水平。

由施立明开创、张亚平带领的中国科学院昆明动物研究所科研团队,建立了系统而完善的东亚和南亚人群系统发育关系;比较系统地研究了我国主要家养动物的起源与遗传多样性;建立了具有国际影响的动物 DNA 库,系统地研究了我国许多濒危和非濒危物种的遗传多样性,澄清了这些类群系统演化中的一些疑难问题。最近又在食肉目分子系统学研究中取得新的进展,研究论文发表在 *Systematic Biology*(2009 年影响因子 8.48)的刊物上。该项研究提供了一个使用大规模内含子数据进行哺乳动物分子系统学研究的成功范例,为脊椎动物分子系统学研究提供了新的核基因标记。

中国科学院北京基因组研究所所长吴仲义多年来围绕"物种形成"和"自然选择"这两个重要的基础科学问题,开展了一系列有重大创新意义的研究工作。同时在自私遗传因子、分子钟、X 染色体退化、进化基因组学领域的研究方面,也取得独创性的研究成果。他发表在 *Nature*、*Science*、*Cell*、*Nature Review Genetics* 和 *PNAS* 等国际顶尖刊物上研究论文,高达 2 300 多次的引用率。

1978 年以后,在中国大陆二十多万留美人员中,第一个当选为美国国家科学院院士、全职回国的"千人计划"科学家王晓东,目前正全身心地投入到北京生命科学研究所的建设和发展中,在阐明细胞凋亡的分子机理等多个领域,正在取得一系列重要的科研成果。上海交通大学的赵立平,不久前应 *Nature* 约稿撰写的评论中,以我国自主创新建立的"人体系统生物学"作为技术框架,以"慢性病的肠源性学说"为理论框架,对目前的国际人类元基因组研究进展做了评述,并呼吁国际学术界开展多学科交叉研究,特别是基因组专家与微生物专家要密切合作,力求在慢性病的病因学和早期预防技术研究方面取得实质性突破,以遏制慢性病在全球的蔓延趋势。

作为重要的遗传模式动物斑马鱼的研究,我国科学家也取得了长足进步。据不完全统计,我国现有八十多家高等院校和科研机构是以斑马鱼为唯一或主要实验动物的实验室。到 2011 年的统计数据表明,中国在该领域发表的研究论文的数量仅次于美国,居第二位。就 2009~2011 年度发表在西文期刊上被 SCI 收录的论文数统计,中国大陆和台湾地区分别为 629 篇和 157 篇,其影响因子>4 的论文比例分别为 28.6% 和 36.8%。2011 年,北京大学张博实验室率先在 *Nature Biotechnology* 上报道了利用转录激活因子样效应物核酸酶(TALEN)技术,对斑马鱼的内源基因实现定点突变,并且证明 TALEN 造成的突变能够通过生殖细胞稳定遗传给后代。

(二)农业遗传学领域

作为我们这样一个人口众多、以农业为主的发展中国家,农作物遗传育种的基础理论和实践应用研究,始终都是围绕着解决中国人的吃饭问题展开的。

中国农业遗传学的主流发展方向表现在:全国几乎所有与农、林、牧、渔有关的高等学校和科研单位,从 1970 年代末期开始,都开展了大规模的遗传与育种技术的研究,选育出了很多高产、优质、抗逆的农作物新品种,创新了一大批新的植物种质资源。其中,李振声开创的小麦与偃麦草远缘杂交育种新领域育成的"小偃"系列品种,就是其中最突出的研究成果,李振声由此荣获 2006 年度国家最高科学技术奖。袁隆平、颜龙安、张先程、李必湖等,周开达等,朱英国等,谢华安等培育出的杂交水稻,为解决中国人乃至世界其他国家人们的吃饭问题,作出了重要贡献。

中国的遗传育种在实现品种矮秆化和杂交化二次重大技术突破的基础上,细胞工程、分子标记、转基因以及分子设计等现代育种技术也迅速得到发展。现代生物技术育种正成为提高农作物产量和改善品质的主要途径,我国的生物育种技术与发达国家的差距正在减小。

华中农业大学的张启发在国内率先开展基因图谱和功能基因组研究,将分子标记、转基因技术整合用于水稻的遗传改良,创造性地开展了杂种优势的遗传机理研究,从保障我国粮食安全,促进农业可持续发展的战略高度出发,提出并实施了"绿色超级稻"的战略构想,为推动"绿色超级稻"的培育和产业化进程作出了突出的贡献。

(三) 人类遗传学和医学遗传学领域

早在 1983 年北京举办的第一次中美遗传学讨论班,是该领域得到迅速恢复和发展的标志性事件。中国遗传学家通过报告各自的研究工作,如"血红蛋白病的流行病学研究"、"食管癌高发区居民肿瘤易感性的遗传背景研究"等,引起了美国同行的极大兴趣。1987 年,中国遗传学家对血红蛋白病、遗传性耳聋等遗传病的大规模调查报告,集中发表在《医学遗传学杂志》上,得到杂志主编哈珀(P. Harper)的高度评价。

在其后的二十多年中,我国医学遗传学研究领域不断拓展,在神经、精神科、眼科、血液和肿瘤等临床学科的遗传研究普遍展开,遗传流行病学、遗传伦理学、遗传诊断和基因治疗等方面,相继取得不少成果。

1985~1989 年,张思霖、唐孝达、张思仲为课题正副组长所开展的四川省遗传病流行病学调查研究,对苯丙酮尿症、β-地中海贫血症等几十种遗传病的基因诊断的技术研究和临床应用,B 型血友病、恶性肿瘤等二十多个具有自主知识产权的基因治疗的临床试验,以及急性早幼粒细胞白血病的诱导分化治疗等,都进行了大范围的、有突破性进展的具体工作,并相继在国内外学术刊物上发表原始论文。

1993 年,中国启动了人类基因组计划(CHGP),李璞领导的哈尔滨医科大学医学遗传学研究室作为该计划的一员,通过长达 17 年的合作研究,建立了中国人类遗传资源库——哈尔滨库,永久地保存了我国宝贵的人类遗传资源。1998 年,该研究室正式启动人类实体瘤双微体(double minute chromosome, DMs)的结构与功能基因组学研究。目前,李璞—傅松滨等导师领导的团队在此领域获得的创新性研究成果包括:发明了双向脉冲场凝胶电泳双微体分离技术,为进一步的结构与功能分析奠定了基础;率先应用原子力显微镜对双微体的超微结构进行深入细致的分析,发现有丝分裂期的双微体是由 30 nm 染色质纤维组成的高度有序结构;完成了人卵巢癌细胞系中双微体的二代测序工作,精确定位了人卵巢癌细胞中双微体两个扩增子的染色体来源,分别为 2 号染色体(284 kb)和 3 号染色体(391 kb),克隆了两个扩增子间的 7 kb 大小的复杂连接片段,构建了 682 kb 的双微体理论分子结构;发现并确认双微体上 5 个扩增基因。这对鉴定双微体扩增靶基因的生物学功能、揭示其与肿瘤发生发展的关系、发现并确认参与双微体形成的重要因子和通路、筛选可用于肿瘤诊断治疗的靶点并制定肿瘤诊断和靶向性治疗的策略,等具有重大的意义。

近年来,复旦大学金力等在人类群体遗传学的研究上,也取得了新进展。2009年11月,《美国人类遗传学》杂志(AJHG)在线发表了他们的最新研究成果(*Genomic Dissection of Population Substructure of Han Chinese and Its Implication in Association Studies*)。该项研究通过对中国 26 个省市 1 700 多例汉族人全基因组数据的分析,揭示了中国汉族的南北差异,精细刻画了汉族人群的遗传结构,并通过计算机模拟研究计算了不同采样策略中假阳性结果的可能性和统计功效的大小,同时还探讨了常用公共数据库中汉族样本和数据在关联分系研究中的合理利用策略。

(四) 基因组学的研究

在基因组学这一前沿领域,中国已经开始走向世界。中国科学家承担了人类基因组 1% 的测序;克隆了功能新基因的全长 CDNA800 多条,并已申请一批国内外专利;证明了东亚人群的基因组与其他现代人群一样起源于非洲;建成了南、北方人类基因组研究中心。中国在微生物基因组测序方面也已成为主要参加国,现已完成钩端螺旋体等 6 个微生物的全基因组测序。在疾病相关基因的研究方面,中国遗传学家首先在急性早幼粒白血病的致病基因克隆和功能研究方面取得突破,继而克隆了耳聋、短指(趾)等一批羊基因疾病的致病基因;定位了 2 型糖尿病、原发性高血压和鼻咽癌的基因等。

2002 年 4 月的美国 *Science* 杂志,刊载了题为《水稻(籼稻)基因组工作框架序列图》的科学专论,盛赞中国水稻基因组框架图的论文为这一领域里"具有最重要意义的里程碑性工作",对"新世纪人类的健康与生存具有全球性的影响","永远改变了我们对植物学的研究方向"。2003 年,由向仲怀担纲的项目组,联合中国科学院率先向世界公布第一个家蚕基因组"框架图",表明了我国在基因组研究领域正在走向成熟。

以杨焕明为代表的研究团队经过艰苦的拼搏,为"人类基因组计划"、"人类单体型图计划"、"家鸡基因组"等国际合作的基因组计划,以及我国的水稻、家蚕等基因组的研究作出了重大贡献。他们在 *Science* 和 *Nature* 系列杂志上先后发表了第一个亚洲人的基因组、人类 pan -基因组、人类肠道 meta -基因组和一个古人类基因组序列,以及黄瓜、大熊猫和蚂蚁等基因组、外显子组、转录组和甲基化组等"组学"的研究成果,为我国的基因组研究达到国际领先水平作出了重要贡献。

2010年,在英国剑桥大学格登(Gurdon)研究所从事博士后研究工作长达6年的汤富酬回到北京大学,开始着手组建主要从事哺乳动物早期胚胎多能性及全能性的表观遗传学分子机理方面的研究实验室,并可望在近期的研究中取得重要突破。

近年来,我国在基因工程技术的应用上,同样取得了一些令人瞩目的成绩。经过多年努力,我国的基因工程药物产业已初具规模。中国科学院和上海生化所、北京生物制品所合作,研制出的乙肝病毒疫苗不仅得到了克隆,还在细菌、酵母菌上表达出来,并开始进入产业开发。我国批准上市的基因药品在市场占有率也在不断提高。

从上面的简要例析中我们可以看到,经过几代遗传学家的艰辛耕耘和奋力拼搏,中国遗传学以令世人刮目相看的研究成果,已经在国际学术舞台上占有了一席之地。目前,在遗传学的各个分支领域,都有年富力强的领军人物勇挑重任,行走在学科的前沿阵地。

第二节 国内外遗传学发展状况之比较

一、国外遗传学发展的简况

遗传学的整个历程经历了从个体遗传学——细胞遗传学——分子遗传学三个大的发展阶段。进入1950年代,DNA双螺旋结构的发现改变了整个生命科学的面貌。随着对基因结构和功能、进而对基因组研究的深入,遗传学以其"理论扎实、技术领先、实用性强和学科交叉"等特点为世人更加瞩目。国际遗传学发展的主流方向,目前已经进入到基因组学研究并走向全面应用的新时代。

1972年,继美国科学家伯格(P. Berg)成功完成了世界上首例DNA体外重组实验后,1973年,科恩(S. Cohen)成功完成细菌基因克隆实验;1974年,博耶(H. Boyer)将真核外源基因与细菌质粒重组后导入大肠杆菌并实现表达,1975~1977年,桑格(F. Sanger)等发明了快速DNA测序技术;1977年,第一个全长的基因组(Φ174噬菌体)序列测定完成。这一系列的研究结果表明,遗传物质DNA的体外重组技术已经成熟。

重组DNA技术作为一种重要的科学研究方法,在其诞生之后的几十年中,极大地推动了遗传学的发展。随着人类基因组计划(HGP)的实施和初战告捷,形成的由美、英、法、德、日、中等六国联合攻关并相互竞争的基因测序阵营,对酵母、线虫、拟南芥、果蝇、水稻等模式生物的基因组测序工作已经完成。不同物种的全基因组分析形成的基因组学,带来了对基因组结构、基因结构与功能乃至整个生命过程的新认识,而随之发展起来的新的研究方法和技术,例如大规模测序技术、基因芯片技术、生物信息学技术极大地加速了遗传学的研究和发展,同时也加速了遗传学与分子生物学、细胞生物学、生物化学、计算机科学等学科的融合。遗传学的学科"边界"越来越模糊。从不同角度和层面研究遗传物质的传递、发育和分化的遗传调控机制,基因组和基因的进化等有关遗传、发育和进化问题的综合探讨,已经融合在一个统一尺度中考虑。

始终走在科学研究最前面的美国遗传学家文特尔(J. C. Venter),在他创立的塞莱拉基因技术公司参与人类基因组计划并宣布草图完成后,又于2010年5月宣布:利用人工合成的基因组,移植到一种去除了遗传物质的细菌中,创造出了世界上第一个"人造生命"。

利用重组DNA技术,不仅可以人为改造生物的基因组成,获取具有优良性状的转基因动物、植物,提高了农产品的产量和质量;培养具有生物反应器功能的转基因动物、植物和微生物,廉价地有效获取所需生物制药。利用重组DNA技术,还能对人类遗传缺陷疾病进行基因诊断和基因治疗。遗传学大踏步地走向产业化的时代,已经到来。

在2007生命科学前沿学术研讨会暨华人生物学家协会第五届年会新闻发布会上,清华大学长江讲座教授施一公说:"我可以先用3个数据从侧面来说明这个问题:①美国科学院有1 900多位院士,其中1 100多位院士从事的是生命科学领域的研究;②美国最大的工业是现代生物制药业,美国民间投资最多的工业也是现代生物制药业;③美国联邦政府用于资助科学研究的预算中,其中有一半以上用于生命科学的研究,仅美国国家卫生研究院(NIH)在2006年度的预算就有280亿美元。"

国际人类基因组计划核心人物、国际权威专家、美国国家科学院院士和医学院院士兰德尔(E. Lander)博士,在2007年接受《新闻周刊》采访时也指出:"未来5年内我们将进入一个新的阶段,届时所有得到证明的基因技术都将开始用于临床的例行研究。这将是一个激动人心的阶段。"目前,全球生物技术主要应用于医药和农业,在环保、食品、化工等行业也有着广阔的应用前景。从 1996 年商业种植转基因作物以来,全球转基因作物的种植面积已经增长了三十多倍,转基因食品的销售额 2010 年达到 250 亿美元。由于人类基因组图谱已经绘出,基因药物可以使几千种基因病症预防、缓解和治愈的可能性大大提高。因此有人说,一条基因就能形成一个产业。到 2020 年,利用基因重组技术研制的新药,可能会达到 3 000 种。而今美国崛起的波士顿、旧金山湾、华盛顿、圣迭戈和北卡研究三角园等 5 大生物技术产业基地,不仅已成为地方经济的重要支柱,更是美国生物技术产业规模化的重要基础,并将带动全美其他地区的生物技术产业的发展,成为世界经济发展的主流。

二、我国遗传学发展的主流与国际一致和存在的不足

实行改革开放的国策,为中国遗传学开启了接触国际遗传学前沿领域的大门,中国遗传学迎来了在 20 世纪末迅猛发展的大好时机。

自 1980 年代初期开始,中国遗传学家在分子遗传学、植物体细胞遗传学、动物及人类群体遗传研究和栽培植物起源与演化等方面,通过参与国际遗传学的学术活动,不断关注并积极参与到国际同行的研究领域。今天的中国遗传学研究,已经取得令世人瞩目的辉煌成就。

值得高兴的是 2008 年 11 月出版的遗传学领域的重要杂志 Nature · Genetics,同时发表了 3 篇来自中国的研究论文并邀请中国科学家在同一期上发表专文评述。中国遗传学领域的研究成果,不断吸引着国际研究同行的兴趣,纷纷到中国参加专业会议,开展合作研究。1998 年在北京胜利召开的第 18 届国际遗传学大会,就是一个最为鲜明的例证。可以说,中国遗传学从 1978 年的重建开始,就与国际遗传学的发展主流是保持一致的。

当然,我们也应该清楚地认识到,与国际遗传学的大发展态势相比较,中国遗传学的发展进程中,也还存在一些亟待解决的问题。例如,创新能力、资金投入、人才培养、基础设施的不足;部门研究计划之间的协调不够,投入渠道多而协调机制少,导致计划重复而效率不高;科技研究与产业结合不紧,等等。

此外,在高等教育中,部分重点大学的遗传学基础课程的开设有所削弱,课时明显减少,为教师和学生重视程度也有所降低。依据现有的各种条件,我们依靠自身能力完全可以培养自己的遗传学博士,在重视程度和适宜成长的环境等

方面,也还需要引起充分重视,并着力改善。

第三节　我国遗传学谱系发展的几点启示

一、稳定的社会环境和开放的学术氛围是遗传学发展的基础

中国遗传学在经历了近百年的坎坷历程之后,终于从 1970 年代末的改革开放初期开始,步入了一个健康、快速发展的轨道。遗传学界虽然仍然存在着一些学术争论,但都是以实验研究证据为基础的科学问题的讨论,而不再带有政治倾向的斗争。发生在 1950～1960 年代的两次大的悲剧,应该说已经一去不复返了。

进入 21 世纪的今天,中国共产党和人民政府给予了遗传学教育和研究大量的政策支持,国内公众对遗传学为民造福所给予的热切期望,都是当前遗传学在中国能够快速发展的重要基础。

随着众多海外人才加快速度地被引进和回归,随着遗传学博士和硕士学位授予点的稳步增加,为我国引进、培养和积累了一批又一批的遗传学研究人才,成为我国遗传学迅猛发展的根本保证。适时的科技体制改革,以及一整套适用的科技方针和政策的实施,也有力地促进了遗传学从科学技术向生产力的不断转化,我国遗传学的产业化时代正在加速度地到来。

二、经济发展需求和经济实力增强是遗传学发展的主要动力

我国遗传学发展最快的分支之一是植物遗传育种和畜禽类的遗传育种,这很显然是同国家经济发展的需求密不可分的。我国是人口众多的农业大国,解决吃饭问题始终是关系着 13 亿多人口的头等大事。可耕地的越来越少与人口的不断增多的矛盾,迫使着我们需要不断地加大科技的投入,研究和引进新的科学理论和技术手段来提高粮食、肉类禽蛋的产量和质量,以不断满足人民群众日益增长的物质和文化需要。

遗传学的迅猛发展,尤其是基因工程技术的巨大进步,已经向人们展现出了一个十分诱人的、光辉灿烂的前景。也正是基于这样,我国政府在制定"六五"和

"七五"科技发展战略时,把基因工程放在优先发展的地位,由此才取得了当今引人注目的一些遗传学研究的新成就。

随着人民生活质量的不断提高,人们对健康、长寿越来越关注,遗传学将更加得到重视。人类和医学遗传学、个人基因组学、元基因组学等,与人类健康密切相关的分支学科,必将获得更大的发展。

三、社会观念的转变是遗传学技术走上产业化的助推力

遗传学理论与技术在农业生产上加大力度的实践与应用,必将带来新的"绿色革命"。例如,转基因技术定向改造动植物品种的理论与实践的研究,将使农作物、家畜、家禽品种得到迅速的改良,同时也可减少农药、化肥、除草剂、植物生长调节剂、饲料添加剂等的使用量,并比较显著地提高了粮食和其他经济作物、畜牧产品的产量与质量,带来巨大的经济效益和社会效益。

目前,对于转基因生物或转基因食品这样一件涉及公众乃至整个国家利益的大事,每一个公民都有知情权并发表自己意见的权利。但是,由于眼下人民大众对遗传学知识的了解还较少,认识程度也极为有限,加上某些媒体报道的偏差、社会上的愚昧和无知的以讹传讹等的影响,人们对遗传学迅猛发展出现的新理论、新技术和新方法,必然存在着这样或那样的不理解。随着遗传学的进一步发展和更广泛的应用,人们必将更加热切地期待着对遗传科学与技术有更多的认识,对遗传学知识走进人们的生产、生活,有更加广泛、更加深入的了解。

解决目前公众所面对的种种困惑,不仅有赖于遗传学家们对科学技术的正确使用,使它发挥出最大的功效;同时需要政府有关部门的科学决策、新闻媒体的正确舆论导向;并通过多种有效的方式和途径,加大对公众遗传学知识的宣传、普及和教育,引导我国公众用科学的知识和方法、理性的思维方式,对在生产、生活中出现的科学新事物,去自己做出正确的分析、判断和决策。

第四节　1978 年以后进入中国遗传学家学术谱系的标准

1978 年以后的三十多年,中国遗传学已经取得了长足的进步。遗传学的教育和研究出现了人才辈出的崭新局面,遗传学的学术谱系也就更加鲜明地体现

在高等教育中的师承关系上。

因此,从 1978 年到 21 世纪的初期的这一时段,进入中国遗传学家学术谱系的学者标准,应该确定为:获得博士或硕士学位,同时专业技术职务已经是教授(研究员)的学者。

第五章　主干学术谱系的延续与完成，
　　　　主干谱系直观图展示

　　处在今天这样一个高度信息化的时代，遗传学基本理论和实验技术的获得途径更加多样，由此必然造成学术谱系的建立难度增大，具体表现为：小的分支极其繁多，上下彼此交错复杂，很难梳理出类同那种典型的"家谱"式的学术谱系。加上面对着这样一个信息量极为庞大的课题研究，要在较短的时间内，以极其有限的人力搜集、汇总出相关的信息和资料，并进行查证核实，必然存在着较大的困难和一定的局限性。

　　为此，梳理清楚整个遗传谱系的脉络和支系，是很不容易的。就是对已初步构建出的遗传谱系，也必然存在着需要继续增补和修改之处。

　　经过课题研究者们认真、反复地思考与讨论，通过比较广泛地征求遗传学界老先生们多次提出的坦诚意见和热心建议，我们认为：在目前已经汇集和查证所获得的信息资料基础上，可以先梳理、构建出十多个主干谱系，并以师承关系的直观图形式显示出来（具体数据库资料参见附录）。其他更多遗传学家学术谱系的构建，需要等待时机成熟以后，再陆续进行追加和补充。

　　"当代中国遗传学家学术谱系研究"课题组的全体成员，诚恳地期望学界同仁和关心中国遗传学事业发展的公众，继续提供需要补充、完善的资料信息以及获取信息的途径，共同参与并完成这件于国于民都有利的科学大事。

主干谱系直观图一——谈家桢开创的遗传学谱系

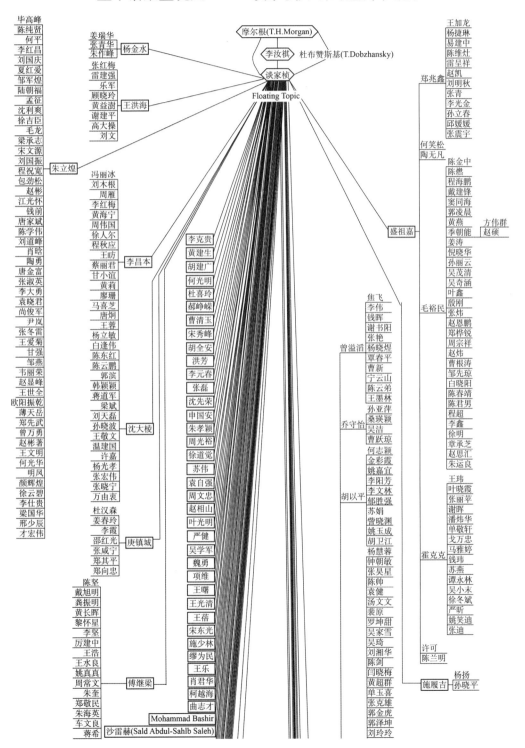

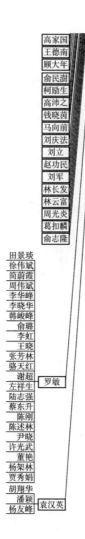

雷章恒
卢洋
覃林花
杨桦
易绍萱
张树忠

高家国
王德南
顾大年
俞民澍
柯励生
高沛之
钱晓茵
马向前
刘庆法
刘立
赵功民
刘军
林长发
林云富
周光炎
葛扣麟
俞志隆

田景琰
徐伟斌
简蔚霞
周伟斌
李华峰
李晓华
韩峨峰
俞璐
李虹
王晓
张芳林
骆天红
谢超
左祥生
陆志强
蔡东升
陈刚
陈述林
尹晓
许光武
董艳
杨架林
贾秀娟
胡翔华
潘颖
杨友峰

罗敏

袁汉英

刘祖洞

余龙

黄兴华
陈政
党永军
束峰珏
何华
戴方彦
毕安定
胡培蓉
龚若沐
张民
李轩漾
刘屾
蔡勇平
吴海
李丹
崔万昌
高洁
赵勇
屠强
辛玉蓉

金力

何云刚
李辉
柯越海
李艳平
李一峰
邵敏华
文波
徐书华
张丹丹
张锋

许田

万敏
应明耀
吴晓晖
朱化星
丁昇

李瑶

李亚莉
罗瑶
王玉
张小萌

周洁民
徐芸
来芳

薛京伦

姚纪花

王璐
张书红

陈红岩
陈晓光
冯登敏
高啸波
贺晨霞
李峰
马金芳
汪旭
魏东旺
叶晨波
陈立
王红卫
王琪
王宏伟
张克忠
王宁
张亚平

马庆生

陆祖军
武波
冯家勋
查冬兴
李有志
戴美学

施立明	唐咸来
	崔玉海
	何曙光
	刘永生
	王文
	宿兵
	兰宏
	冯蜀举
	张沄
	郑永唐

赵寿元	陈小爱
	韩顺生
	何晓龙
	郑力新
	戴卫列
	范玉新
	孔亚慧
	李平
	李志毅
	林丽珠
	刘擎
	刘珊
	祁美艳
	吴国侯
	吴昊朱
	吴益民
	余红秀
	张宏来
	张悦
	赵新燕
	周光金
	朱鹏程
	陈秀娟
	康琳
	何以丰
	营菊丽

季道藩	房卫平
	李润植
	王志宁
	祝水金
	朱乾浩

任大明	鲍宝龙
	蔡雷
	陈丽珊
	吕韵哲
	彭佶松
	王荫榆
	余剑强
	郭秀军
	汤国梅
	姚智荣
	陈灏
	董皓林
	付小花
	高彤
	胡纺卿
	黄路标
	解咏梅
	倪伟明
	王子来
	肖伟
	徐玲
	许谭

沈德绪	张立平
	林定波
	陈向岭
	邸玉君
	高向东

李育阳
- 谷福
- 胡千德
- 蒋建明
- 刘建平
- 潘辉
- 沈利
- 唐南筠
- 徐志刚
- 余垚
- 张坚宣
- 张晋
- 张平武

卢大儒
- 陈静
- 程起群
- 杨雪艳
- 刘宏亮
- 刘艳红
- 成骆
- 黄引
- 郭晓芳
- 柯玉雄
- 邹蓓艳
- 王飞
- 赵彦

徐明良
- 肖文开
- 韩月澎
- 史薇薇
- 晁青
- 吴娟
- 陈赛华
- 何颖
- 吉青

潘星华
- 金嗣松

主干谱系直观图二——李汝祺开创的动物遗传学谱系

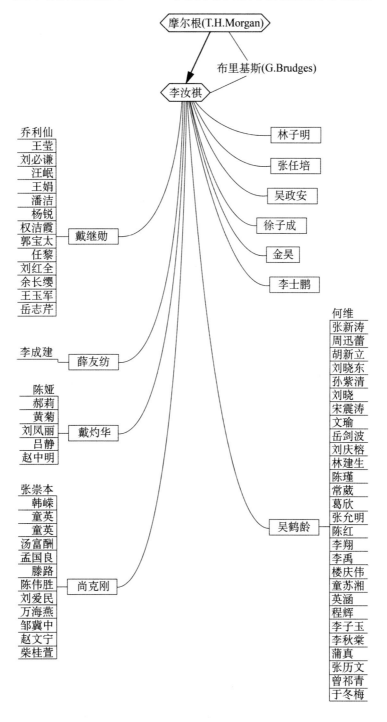

主干谱系直观图三——李璞开创的医学遗传学谱系

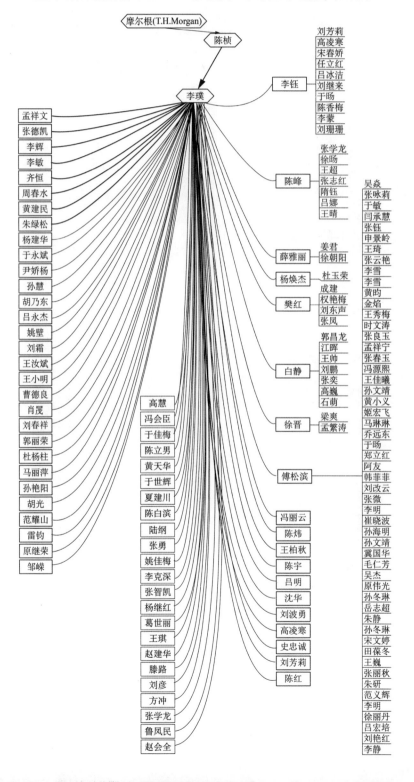

主干谱系直观图四——卢惠霖开创的医学遗传学谱系

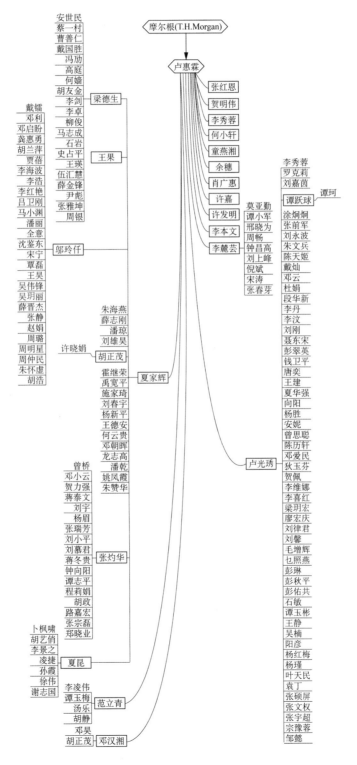

主干谱系直观图五——李竞雄、鲍文奎开创的植物遗传学谱系

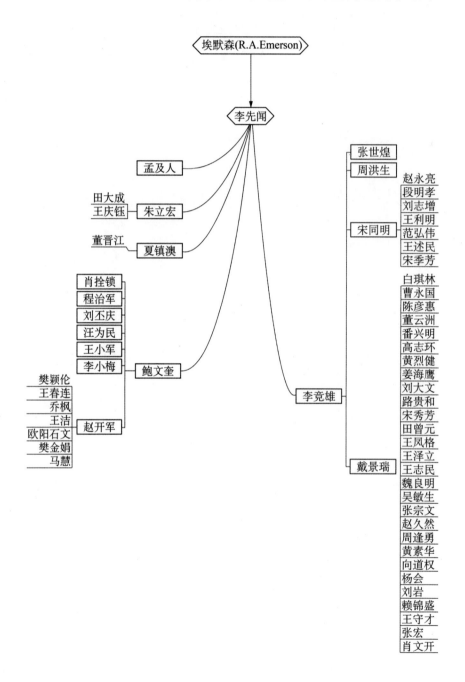

主干谱系直观图六——冯泽芳开创的棉花遗传育种学谱系

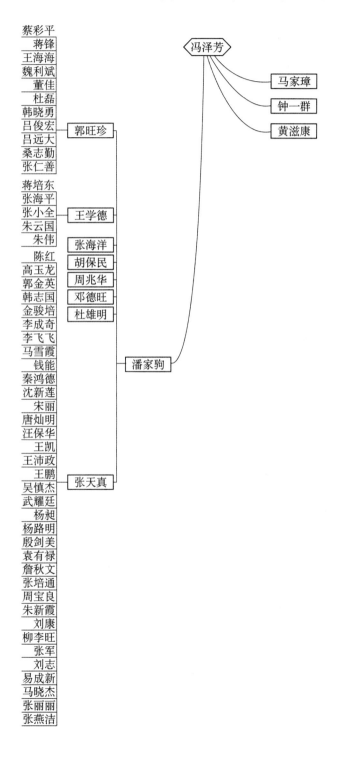

主干谱系直观图七——刘后利、吴兆苏开创的植物遗传学谱系

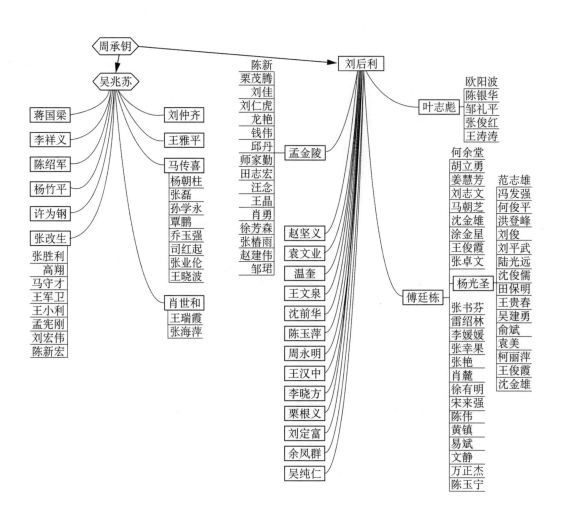

主干谱系直观图八——马育华、王金陵开创的大豆遗传育种学谱系

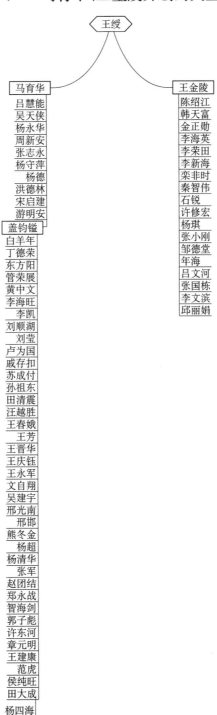

主干谱系直观图九——吴旻开创的医学遗传学谱系

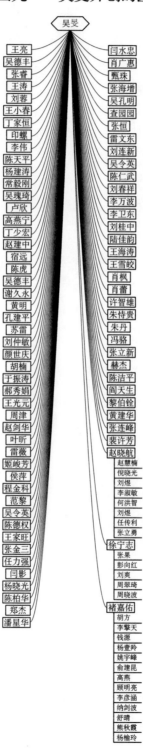

主干谱系直观图十——罗鹏开创的植物遗传学谱系

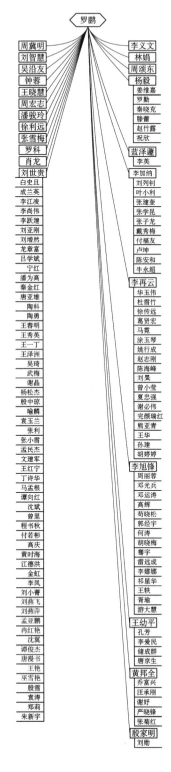

主干谱系直观图十一——卢浩然开创的植物遗传学谱系

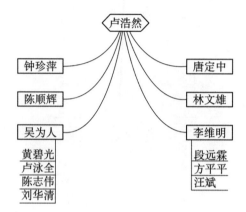

主干谱系直观图十二——刘大钧开创的植物遗传学谱系

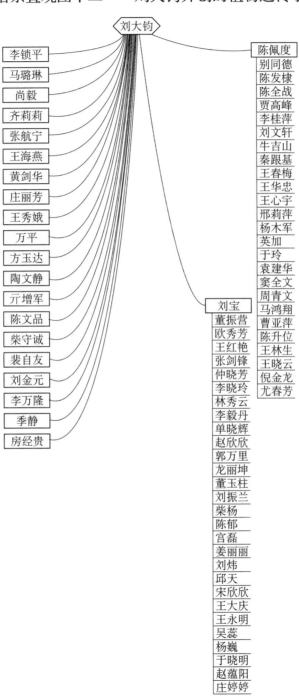

结　语

现代科学是 20 世纪初期,从西方植入中国的。遗传学引入中国后的初创时期,学术谱系和学派分野与国外情况基本保持一致。

经过 1950～1970 年代的坎坷曲折,中国遗传学终于迎来了加快发展的今天。通过对新中国成立初期中国遗传学变迁过程的简要反思,我们不仅可以深入探讨科学有可能丧失其自主性发展的各种社会条件,也可以为促进科学技术的进一步繁荣,清理出一定的政策元素。同时,以遗传学为例,还可进一步探讨科学技术、市场经济与政府科技教育政策之间的关系。

中国遗传学的发展现状已经比较清楚地表明,我国和世界的差距正在不断地缩小。要不断紧随国际遗传学发展的主流,正如谈家桢早在 1979 年就在《就国外遗传学发展趋势谈我国科技的赶超问题》(见《遗传》1979 年第 4 期)一文中,一针见血地指出的那样:"我们应该立足于超,因为人家也不是在睡觉。如果我们立足于赶,满足于赶的话,那只能是等距离赶超。而要立足于超,就必须认真学习研究 20 世纪以来的科学发展史,把握好科学发展的特点和规律。"

作为《当代中国遗传学家学术谱系》一书的作者,我们真诚地提出如下建议:我国政府的有关部委和科学管理的领导机构,应该加大力度推进遗传学发展方式的转变和为经济发展更紧密结合的结构调整服务;继续卓有成效地促进和加强遗传学工作者之间的学术交流;进一步为国内遗传学研究领域的学者建立与国际遗传学密切接轨,更加规范、更加实效的学术交流平台。

附录:"当代中国遗传学家学术谱系"数据库资料

主干谱系数据库一——谈家桢开创的遗传学谱系

遗传学者 姓名	获取 学位	获取学位 时间(年份)	获取学位 学校院所	遗传学者 导师
李汝祺	博士	1926	美国哥伦比亚大学	T. H. Morgan & G. Brudges
谈家桢	硕士	1932	燕京大学	李汝祺
谈家桢	博士	1936	美国加州理工学院	T. H. Morgan & T. Dobzhansky
盛祖嘉	硕士	1940	浙江大学	谈家桢
盛祖嘉	博士	1950	美国哥伦比亚大学	T. Dobzhansky
施履吉	硕士	1941	浙江大学	谈家桢
施履吉	博士	1951	美国哥伦比亚大学	L. G. Barth
徐道觉	硕士	1941	浙江大学	谈家桢
徐道觉	博士	1951	美国得克萨斯大学	C. M. Pomerat
刘祖洞	硕士	1942	浙江大学	谈家桢
刘祖洞	博士	1952	美国密歇根大学	不详
项维	硕士	1944	浙江大学	谈家桢
季道藩	学士	1946	浙江大学	谈家桢
高沛之	硕士	1950	浙江大学	谈家桢
周光裕	硕士	1949	浙江大学	谈家桢
朱孝颖	硕士	1948	浙江大学	谈家桢
沈德绪	学士	1947	浙江大学	谈家桢

（续表）

遗传学者 姓名	获取 学位	获取学位 时间（年份）	获取学位 学校院所	遗传学者 导师
俞志隆	研究班 进修	1950	浙江大学	谈家桢
庚镇城	研究班 进修	1956	复旦大学	谈家桢
葛扣麟	副博士	1961	复旦大学	谈家桢、刘祖洞
薛京伦	硕士	1963	复旦大学	谈家桢
赵寿元	硕士	1964	复旦大学	谈家桢
周光炎	硕士	1965	复旦大学	谈家桢
施立明	博士	1964	复旦大学	谈家桢、刘祖洞
任大明	硕士	1967	复旦大学	谈家桢
傅继梁	硕士	1968	复旦大学	谈家桢
李育阳	学士	1962	复旦大学	谈家桢、盛祖嘉
马庆生	学士	1965	复旦大学	谈家桢
马庆生	博士	1983	英国约翰·英纳斯研究所	David Hopwood
沈大棱	学士	1965	复旦大学	谈家桢
李昌本	学士	1965	复旦大学	谈家桢
朱立煌	学士	1965	复旦大学	谈家桢
赵功民	学士	1965	复旦大学	谈家桢
王洪海	学士	1969	复旦大学	谈家桢
杨金水	研究班 进修	1976	复旦大学	谈家桢
柯励生	博士	1985	复旦大学	谈家桢、忻介六
俞民澍	博士	1985	复旦大学	谈家桢
顾大年	博士	1986	复旦大学	谈家桢
王德南	博士	1987	复旦大学	谈家桢
高家国	博士	1988	复旦大学	谈家桢、汪训明
沙雷赫	博士	2000	复旦大学	谈家桢、任大明

（续表）

遗传学者姓名	获取学位	获取学位时间(年份)	获取学位学校院所	遗传学者导师
Mohammad Bashir	博士	1992	复旦大学	谈家桢、赵寿元
曲志才	博士	1997	复旦大学	谈家桢、沈大棱
柯越海	博士	2001	复旦大学	谈家桢、金力
肖君华	博士	1999	复旦大学	谈家桢、金力
王乐	博士	1991	复旦大学	谈家桢、柴建华
缪为民	博士	1995	复旦大学	谈家桢、柴建华
潘星华	博士	1992	复旦大学	谈家桢、庚镇城
张磊	博士	2007	复旦大学	谈家桢、唐克轩
李元春	博士	2007	复旦大学	谈家桢、金力
洪芳	博士	2007	复旦大学	谈家桢、杨金水
胡全安	博士	2000	复旦大学	谈家桢、唐克轩
袁汉英	硕士	1976	复旦大学	谈家桢
杨扬	博士	1988	中国科学院上海生命科学研究院	施履吉
孙晓平	博士	1994	中国科学院上海生命科学研究院	施履吉
曾溢滔	硕士	1965	复旦大学	刘祖洞
乔守怡	学士	1975	复旦大学	刘祖洞
胡以平	博士	1992	复旦大学	刘祖洞
周洁民	博士	1991	复旦大学	刘祖洞
徐芸	博士	1988	复旦大学	刘祖洞
余龙	博士	1990	复旦大学	刘祖洞
金力	硕士	1987	复旦大学	刘祖洞
金力	博士	1994	德克萨斯大学-休斯顿健康科学中心	E. Budowle
许田	学士	1982	复旦大学	刘祖洞
来芳	博士	1987	复旦大学	刘祖洞、赵寿元

（续表）

遗传学者姓名	获取学位	获取学位时间（年份）	获取学位学校院所	遗传学者导师
李瑶	博士	1993	复旦大学	刘祖洞、沈大棱
郑兆鑫	硕士	1964	复旦大学	盛祖嘉
何笑松	博士	1987	复旦大学	盛祖嘉
陶无凡	博士	1987	复旦大学	盛祖嘉
毛裕民	博士	1987	复旦大学	盛祖嘉
许可	博士	1992	复旦大学	盛祖嘉
霍克克	博士	1993	复旦大学	盛祖嘉、李育阳
陈兰明	博后	1998	复旦大学	盛祖嘉
宋秀峰	博士	2002	复旦大学	谈家桢、金力
曹清玉	博士	2000	复旦大学	谈家桢、沈大棱
杜喜玲	博士	2004	复旦大学	谈家桢、杨金水
郝峥嵘	博士	1999	复旦大学	谈家桢、沈大棱
何光明	博士	2006	复旦大学	谈家桢、杨金水
胡建广	博士	1997	复旦大学	谈家桢、杨金水
黄建生	博士	2000	复旦大学	谈家桢、任大明
李克贵	博士	2005	复旦大学	谈家桢、杨金水
林云富	博士	1993	复旦大学	谈家桢、柴建华
林长发	博士	2003	复旦大学	谈家桢、杨金水
刘军	博士	1999	复旦大学	谈家桢、杨金水
刘立	博士	2001	复旦大学	谈家桢、柴建华
刘庆法	博士	1999	复旦大学	谈家桢、沈大棱、唐克轩
卢大儒	博士	1995	复旦大学	谈家桢、邱信芳
罗敏	博士	1990	复旦大学	谈家桢、葛扣麟
马向前	博士	1999	复旦大学	谈家桢、沈大棱
钱晓茵	博士	1999	复旦大学	谈家桢、杨金水
申国安	博士	2003	复旦大学	谈家桢、杨金水
沈先荣	博士	2000	复旦大学	谈家桢、任大明

（续表）

遗传学者 姓名	获取 学位	获取学位 时间(年份)	获取学位 学校院所	遗传学者 导师
施少林	博士	1997	复旦大学	谈家桢、余龙
宋东光	博士	1997	复旦大学	谈家桢
王蓓	博士	1993	复旦大学	谈家桢、葛扣麟
王光清	博士	1996	复旦大学	谈家桢、葛扣麟
王曙	博士	2002	复旦大学	谈家桢、谢毅
魏勇	博士	1998	复旦大学	谈家桢
吴学军	博士	2000	复旦大学	谈家桢
徐明良	博士	1996	复旦大学	谈家桢、葛扣麟
严健	博士	2001	复旦大学	谈家桢
叶光明	博士	2005	复旦大学	谈家桢、余龙
赵相山	博士	1997	复旦大学	谈家桢、杨金水
周文忠	博士	1993	复旦大学	谈家桢、葛扣麟
袁自强	博士	1998	复旦大学	谈家桢、杨金水
苏伟	博士	2006	复旦大学	谈家桢、杨金水
陈红岩	博士	2004	复旦大学	薛京伦
陈晓光	博士	2003	复旦大学	薛京伦
冯登敏	博士	2006	复旦大学	薛京伦
高啸波	博士	2000	复旦大学	薛京伦
贺晨霞	博士	2003	复旦大学	薛京伦
李峰	博士	2005	复旦大学	薛京伦
马金芳	博士	2007	复旦大学	薛京伦
汪旭	博士	2005	复旦大学	薛京伦
魏东旺	博士	2004	复旦大学	薛京伦
姚纪花	博士	2005	复旦大学	薛京伦
叶晨波	博士	2003	复旦大学	薛京伦
陈立	博士	2002	复旦大学	薛京伦
王红卫	博士	2002	复旦大学	薛京伦

（续表）

遗传学者 姓名	获取 学位	获取学位 时间(年份)	获取学位 学校院所	遗传学者 导师
王琪	博士	1997	复旦大学	薛京伦
王宏伟	博士	1996	复旦大学	薛京伦
张克忠	博士	1998	复旦大学	薛京伦、邱信芳
王宁	博士	2002	复旦大学	薛京伦
陈小爱	博士	1997	复旦大学	赵寿元、李昌本
韩顺生	博士	1995	复旦大学	赵寿元、余龙
何晓龙	博士	1993	第二军医大学	朱鹤年、赵寿元
郑力新	博士	1990	第三军医大学	朱锡华、赵寿元
戴卫列	博士	1994	复旦大学	赵寿元
范玉新	博士	1998	复旦大学	赵寿元、余龙
孔亚慧	博士	2005	复旦大学	赵寿元
李平	博士	1997	复旦大学	赵寿元
李志毅	博士	2001	复旦大学	赵寿元
林丽珠	博士	2001	复旦大学	赵寿元
刘擎	博士	2000	复旦大学	赵寿元、余龙
刘珊	博士	2004	复旦大学	赵寿元
祁美艳	博士	2003	复旦大学	赵寿元
吴国俊	博士	1998	复旦大学	赵寿元、余龙
吴昊泉	博士	2000	复旦大学	赵寿元
吴益民	博士	2002	复旦大学	赵寿元
余红秀	博士	2005	复旦大学	赵寿元
张宏来	博士	1999	复旦大学	赵寿元、余龙
张悦	博士	2004	复旦大学	赵寿元
赵新燕	博士	1999	复旦大学	赵寿元
周光金	博士	2003	复旦大学	赵寿元
朱鹏程	博士	2002	复旦大学	赵寿元
陈秀娟	博士	2003	复旦大学	赵寿元

(续表)

遗传学者姓名	获取学位	获取学位时间(年份)	获取学位学校院所	遗传学者导师
康琳	博士	2002	复旦大学	李昌本、赵寿元
何以丰	硕士	2002	复旦大学	赵寿元
宫菊丽	硕士	不详	复旦大学	薛京伦
张亚平	博士	1991	中国科学院昆明动物研究所	施立明
王文	博士	1996	昆明动物研究所	施立明
宿兵	博士	1996	中国科学院昆明动物研究所	施立明
兰宏	博士	1992	中国科学院昆明动物研究所	施立明
冯蜀举	博士	1995	中国科学院昆明动物研究所	施立明
张沄	博士	1992	中国科学院昆明动物研究所	施立明
郑永唐	博士	1997	中国科学院昆明动物研究所	施立明
宋建兴	博士	1993	中国科学院昆明动物研究所	施立明
房卫平	博士	2001	浙江大学	季道藩
李润植	博士	1999	浙江大学	季道藩
王志宁	博士	1994	浙江农业大学	季道藩
祝水金	博士	1996	浙江农业大学	季道藩
朱乾浩	博士	1998	浙江农业大学	季道藩
杜汉森	博士	1995	复旦大学	庚镇城、毛裕民
姜春玲	博士	1999	复旦大学	庚镇城、余龙
李霞	博士	1998	复旦大学	庚镇城
邵红光	博士	1997	复旦大学	庚镇城
张咸宁	博士	1996	复旦大学	庚镇城
郑其平	博士	1998	复旦大学	庚镇城、余龙

（续表）

遗传学者 姓名	获取 学位	获取学位 时间（年份）	获取学位 学校院所	遗传学者 导师
郑向忠	博士	1999	复旦大学	庚镇城
焦飞	博士	2006	上海交通大学	曾溢滔
李伟	博士	2007	上海交通大学	曾溢滔
钱晖	博士	2006	上海交通大学	曾溢滔
谢书阳	博士	2005	上海第二医科大学	曾溢滔
张艳	博士	2004	上海交通大学	曾溢滔
杨晓煜	博士	2004	上海交通大学	曾溢滔
贾春平	博士	2002	上海交通大学	曾溢滔
曹新	博士	2001	上海交通大学	曾溢滔
宁云山	博士	2001	上海交通大学	曾溢滔
陈云弟	博士	1999	上海交通大学	曾溢滔
王墨林	博士	2003	上海交通大学	曾溢滔
陈坚	博士	1999	第二军医大学	傅继梁
戴旭明	博士	1997	第二军医大学	傅继梁
龚振明	博士	2001	第二军医大学	傅继梁
黄长晖	博士	1997	第二军医大学	傅继梁
黎怀星	博士	1996	华西医科大学	傅继梁
李坚	博士	1998	第二军医大学	傅继梁
厉建中	博士	2002	第二军医大学	傅继梁
王浩	博士	1994	华西医科大学	傅继梁
王水良	博士	2003	第二军医大学	傅继梁
姚真真	博士	2002	第二军医大学	傅继梁
周常文	博士	1999	第二军医大学	傅继梁
朱奎	博士	1998	第二军医大学	傅继梁
郑敬民	博士	2001	第二军医大学	傅继梁
朱海英	博士	2000	第二军医大学	傅继梁
车文良	硕士	2002	第二军医大学	傅继梁

（续表）

遗传学者姓名	获取学位	获取学位时间(年份)	获取学位学校院所	遗传学者导师
蒋希	硕士	1996	华西医科大学	傅继梁
雷章恒	硕士	1996	华西医科大学	傅继梁
卢洋	硕士	1998	第二军医大学	傅继梁
覃林花	硕士	1997	第二军医大学	傅继梁
杨桦	硕士	1999	第二军医大学	傅继梁
易绍萱	硕士	1993	华西医科大学	傅继梁
张树忠	硕士	1997	第二军医大学	傅继梁
陆祖军	博士	2008	广西大学	马庆生、武波
武波	博士	1995	华中农业大学	马庆生
冯家勋	博士	1997	华中农业大学	马庆生
查冬兴	博士	1996	华中农业大学	马庆生
李有志	博士	1999	华中农业大学	马庆生
戴美学	博士	2002	中国科学院沈阳应用生态研究所	马庆生
唐咸来	博士	2001	中国科学院沈阳应用生态研究所	马庆生、吕安国
崔玉海	博士	1990	中国科学院沈阳应用生态研究所	丁鉴、马庆生
何曙光	博士	1998	中国科学院沈阳应用生态研究所	马庆生、吕安国
刘永生	博士	2003	中国科学院沈阳应用生态研究所	马庆生
张立平	博士	1996	浙江农业大学	沈德绪
林定波	博士	1996	浙江农业大学	沈德绪
陈金中	博士	2004	复旦大学	毛裕民
陈燃	博士	2000	复旦大学	毛裕民
程海鹏	博士	2003	复旦大学	毛裕民
戴建锋	博士	2006	复旦大学	毛裕民
窦同海	博士	2005	复旦大学	毛裕民

（续表）

遗传学者姓名	获取学位	获取学位时间(年份)	获取学位学校院所	遗传学者导师
郭凌晨	博士	2004	复旦大学	毛裕民
黄燕	博士	2002	复旦大学	毛裕民、谢毅
季朝能	博士	1998	复旦大学	毛裕民
姜涛	博士	2001	复旦大学	毛裕民
倪晓华	博士	2003	复旦大学	毛裕民
孙丽云	博士	2007	复旦大学	毛裕民
吴茂清	博士	2005	复旦大学	毛裕民
吴奇涵	博士	2006	复旦大学	毛裕民
叶鑫	博士	2005	复旦大学	毛裕民
殷刚	博士	2006	复旦大学	毛裕民
张炜	博士	1998	复旦大学	毛裕民
赵恩鹏	博士	2004	复旦大学	毛裕民
郑桦锐	博士	2005	复旦大学	毛裕民
周宗祥	博士	2000	复旦大学	毛裕民
赵炜	博士	2002	复旦大学	毛裕民
曹根涛	博士	2004	复旦大学	毛裕民
邹先琼	博士	2005	复旦大学	毛裕民、邱冠周
白晓阳	硕士	2001	复旦大学	毛裕民
陈春靖	硕士	2007	复旦大学	毛裕民
陈君男	硕士	2001	复旦大学	毛裕民
程超	硕士	2002	复旦大学	毛裕民
李鑫	硕士	2005	复旦大学	毛裕民
徐明	硕士	2002	复旦大学	毛裕民
章承芝	硕士	2003	复旦大学	毛裕民
赵思汇	硕士	2000	复旦大学	毛裕民
朱运良	硕士	1998	复旦大学	毛裕民
鲍宝龙	博士	2005	复旦大学	任大明

（续表）

遗传学者 姓名	获取 学位	获取学位 时间(年份)	获取学位 学校院所	遗传学者 导师
蔡雷	博士	2005	复旦大学	任大明
陈丽珊	博士	2005	复旦大学	任大明
吕韵哲	博士	2006	复旦大学	任大明
彭佶松	博士	2001	复旦大学	任大明
王荫榆	博士	2003	复旦大学	任大明
余剑强	博士	2001	复旦大学	任大明
郭秀军	博士	2003	第二军医大学	廖万清、任大明
汤国梅	博士	2002	复旦大学	任大明
姚智荣	博士	2003	第二军医大学	廖万清、任大明
陈灏	硕士	2003	复旦大学	任大明
董皓林	硕士	2006	复旦大学	任大明
付小花	硕士	2007	复旦大学	任大明
高彤	硕士	2006	复旦大学	任大明
胡幼卿	硕士	2001	复旦大学	任大明
黄路标	硕士	2005	复旦大学	任大明
解咏梅	硕士	2000	复旦大学	任大明
倪伟明	硕士	2004	复旦大学	任大明
王子来	硕士	2003	复旦大学	任大明
肖伟	硕士	2007	复旦大学	任大明
徐玲	硕士	2002	复旦大学	任大明
许谆	硕士	2000	复旦大学	任大明
姜瑞华	硕士	2001	复旦大学	杨金水
张青华	硕士	2006	复旦大学	杨金水
朱作峰	硕士	2004	中国农业大学	孙传清、杨金水
胡小华	博士	2005	复旦大学	罗泽伟
齐庆远	博士	2002	复旦大学	罗泽伟
王明华	博士	2004	复旦大学	罗泽伟

（续表）

遗传学者姓名	获取学位	获取学位时间(年份)	获取学位学校院所	遗传学者导师
张洪涛	博士	2003	复旦大学	罗泽伟
张荣梅	博士	2002	复旦大学	罗泽伟
储建华	硕士	2001	复旦大学	罗泽伟
费清燕	硕士	2002	复旦大学	罗泽伟
王菲	硕士	2003	复旦大学	罗泽伟
王玮	博士	2007	复旦大学	霍克克
叶晓霞	博士	2006	复旦大学	霍克克
张丽苹	博士	2005	复旦大学	霍克克
谢晖	博士	2006	复旦大学	潘胜利、霍克克
潘炜华	博士	2000	第二军医大学	廖万清、霍克克
单敬轩	硕士	2002	复旦大学	霍克克
戈万忠	硕士	2003	复旦大学	霍克克
马雅婷	硕士	2007	复旦大学	霍克克
钱玮	硕士	2007	复旦大学	霍克克
苏燕	硕士	2001	复旦大学	霍克克
谭永林	硕士	2005	复旦大学	霍克克
吴小末	硕士	2006	复旦大学	霍克克
徐冬斌	硕士	2003	复旦大学	霍克克
严昕	硕士	2007	复旦大学	霍克克
姚笑迪	硕士	2002	复旦大学	霍克克
张迪	硕士	2000	复旦大学	霍克克
何云刚	博士	2005	复旦大学	金力
李辉	博士	2005	复旦大学	金力
柯越海	博士	2001	复旦大学	金力
李艳平	博士	2003	复旦大学	金力
李一峰	博士	2004	复旦大学	金力
邵敏华	博士	2007	复旦大学	金力

（续表）

遗传学者姓名	获取学位	获取学位时间（年份）	获取学位学校院所	遗传学者导师
文波	博士	2003	复旦大学	金力
徐书华	博士	2006	复旦大学	金力
张丹丹	博士	2007	复旦大学	金力
张锋	博士	2007	复旦大学	金力
陈静	博士	2006	复旦大学	卢大儒
程起群	博士	2005	复旦大学	卢大儒
杨雪艳	博士	2004	复旦大学	卢大儒
刘宏亮	博士	2007	复旦大学	卢大儒
刘艳红	博士	2007	复旦大学	卢大儒
成璐	博士	2006	复旦大学	卢大儒
黄引	硕士	2007	复旦大学	卢大儒
郭晓芳	硕士	2007	复旦大学	卢大儒
柯玉雄	硕士	2002	复旦大学	卢大儒
邹蓓艳	硕士	2001	复旦大学	卢大儒
王飞	硕士	2000	复旦大学	卢大儒
赵彦	硕士	2000	复旦大学	卢大儒
何志颖	博士	2006	第二军医大学	胡以平
金彩霞	博士	2006	第二军医大学	胡以平
姚嘉宜	博士	2008	第二军医大学	胡以平、王欣
李阳芳	博士	2008	第二军医大学	胡以平、王欣
李文林	博士	2003	第二军医大学	胡以平
郁胜强	博士	2001	第二军医大学	梅长林、胡以平
苏娟	博士	2004	第二军医大学	胡以平
訾晓渊	博士	2004	第二军医大学	胡以平
姚玉成	硕士	1999	第二军医大学	不详
胡卫江	硕士	1998	第二军医大学	不详
万敏	博士	2006	复旦大学	许田

（续表）

遗传学者姓名	获取学位	获取学位时间（年份）	获取学位学校院所	遗传学者导师
应明耀	博士	2005	复旦大学	许田、韩珉、庄原
吴晓晖	博士	2000	复旦大学	许田、李昌本
朱化星	博士	2005	复旦大学	吴晓晖、许田
丁昇	博士	2007	复旦大学	吴晓晖、许田
田景琰	博士	2007	上海交通大学	罗敏
徐伟斌	博士	2007	上海交通大学	罗敏
简蔚霞	博士	2007	上海交通大学	罗敏
周伟斌	博士	2007	上海交通大学	罗敏
李华峰	博士	2005	第二军医大学	罗敏
李晓华	博士	2005	第二军医大学	罗敏
韩峻峰	博士	2006	上海交通大学	罗敏
俞璐	博士	2006	上海交通大学	罗敏
李虹	博士	2006	上海交通大学	罗敏
王晓	博士	2005	第二军医大学	罗敏
张芳林	博士	2002	第二军医大学	罗敏
骆天红	博士	2001	第二军医大学	罗敏
谢超	博士	2001	第二军医大学	罗敏
左祥生	博士	2001	第二军医大学	罗敏
陆志强	博士	1998	第二军医大学	陈家伦、罗敏
蔡东升	博士	2000	第二军医大学	罗敏
陈刚	博士	2000	第二军医大学	罗敏
陈述林	博士	2004	第二军医大学	罗敏
尹晓	博士	2004	第二军医大学	罗敏
许光武	博士	2002	第二军医大学	罗敏
董艳	博士	2003	第二军医大学	罗敏
杨架林	博士	2003	第二军医大学	罗敏
贾秀娟	博士	2003	第二军医大学	罗敏

（续表）

遗传学者 姓名	获取 学位	获取学位 时间(年份)	获取学位 学校院所	遗传学者 导师
肖文开	博士	2005	中国农业大学	戴景瑞、徐明良
韩月澎	博士	2004	扬州大学	顾铭洪、徐明良
史薇薇	硕士	2007	扬州大学	徐明良
晁青	硕士	2006	扬州大学	徐明良
吴娟	硕士	2005	扬州大学	徐明良
陈赛华	硕士	2006	扬州大学	徐明良
何颖	硕士	2006	扬州大学	徐明良
吉青	硕士	2005	扬州大学	徐明良
杨慧蓉	博士	2007	复旦大学	余龙
钟朝敏	博士	2007	复旦大学	余龙
张昊星	博士	2007	复旦大学	余龙
陈帅	博士	2007	复旦大学	余龙
袁健	博士	2007	复旦大学	余龙
汤文文	博士	2006	复旦大学	余龙
裴原	博士	2006	复旦大学	余龙
罗坤甜	博士	2006	复旦大学	余龙
吴家雪	博士	2006	复旦大学	余龙
吴琦	博士	2006	复旦大学	余龙
刘湘华	博士	2006	复旦大学	余龙
陈剑	博士	2005	复旦大学	余龙
闫晓梅	博士	2005	复旦大学	余龙
黄超群	博士	2004	复旦大学	余龙
单玉喜	博士	2004	复旦大学	余龙
张克雄	博士	2004	复旦大学	余龙
郭金虎	博士	2004	复旦大学	余龙
郭泽坤	博士	2004	复旦大学	余龙
刘玲玲	博士	2003	复旦大学	余龙

（续表）

遗传学者姓名	获取学位	获取学位时间(年份)	获取学位学校院所	遗传学者导师
黄兴华	博士	2003	复旦大学	余龙
陈政	博士	2003	复旦大学	余龙
党永军	博士	2003	复旦大学	余龙
束峰珏	博士	2002	复旦大学	余龙
何华	博士	2002	复旦大学	余龙
戴方彦	博士	2002	复旦大学	余龙
毕安定	博士	2001	复旦大学	余龙
胡培蓉	博士	2000	复旦大学	余龙
龚若沐	博士	2001	复旦大学	余龙
张民	博士	1999	复旦大学	余龙
李轩漾	硕士	2007	复旦大学	余龙
刘屾	硕士	2005	复旦大学	余龙
蔡勇平	硕士	2004	复旦大学	余龙
吴海	硕士	2003	复旦大学	余龙
李丹	硕士	2003	复旦大学	余龙
崔万昌	硕士	2001	复旦大学	余龙
高洁	硕士	2001	复旦大学	余龙
赵勇	硕士	2001	复旦大学	余龙
屠强	硕士	2000	复旦大学	余龙
辛玉蓉	硕士	2000	复旦大学	余龙
方伟群	硕士	2007	复旦大学	季朝能
赵硕	硕士	2007	复旦大学	季朝能
金嗣松	博士	1999	第二军医大学	王元和、潘星华
李亚莉	硕士	2002	复旦大学	李瑶
罗瑶	硕士	2003	复旦大学	李瑶
王玉	硕士	2005	复旦大学	李瑶
张小萌	硕士	2006	复旦大学	李瑶

（续表）

遗传学者 姓名	获取 学位	获取学位 时间（年份）	获取学位 学校院所	遗传学者 导师
冯丽冰	博士	2001	复旦大学	李昌本
刘木根	博士	2003	复旦大学	李昌本
周雁	博士	2002	复旦大学	李昌本
李红梅	博士	2004	复旦大学	庄原、李昌本
黄海宁	博士	2000	复旦大学	李昌本
周伟国	博士	1998	复旦大学	李昌本
徐人尔	博士	1999	复旦大学	李昌本
程秋应	博士	1999	复旦大学	李昌本
王昉	博士	2003	复旦大学	李昌本
蔡丽君	硕士	2003	复旦大学	李昌本
甘小谊	硕士	2000	复旦大学	李昌本
黄莉	硕士	2002	复旦大学	李昌本
廖珊	硕士	2001	复旦大学	李昌本
马喜芝	硕士	2003	复旦大学	李昌本
唐炯	硕士	2000	复旦大学	李昌本
王蓉	硕士	2000	复旦大学	李昌本
杨立敏	硕士	2002	复旦大学	李昌本
陈向岭	博士	2004	复旦大学	李育阳
邸玉君	博士	2003	复旦大学	李育阳
高向东	博士	1998	复旦大学	李育阳
谷福	博士	2004	复旦大学	李育阳
胡千德	博士	2003	复旦大学	李育阳
蒋建明	博士	2001	复旦大学	李育阳
刘建平	博士	2005	复旦大学	李育阳
潘辉	博士	2001	复旦大学	李育阳
沈利	博士	2003	复旦大学	李育阳
唐南笃	博士	1997	复旦大学	李育阳

（续表）

遗传学者 姓名	获取 学位	获取学位 时间（年份）	获取学位 学校院所	遗传学者 导师
徐志刚	博士	2003	复旦大学	李育阳
余垚	博士	2005	复旦大学	李育阳
张坚宣	博士	2001	复旦大学	李育阳
张晋	博士	2003	复旦大学	李育阳
张平武	博士	1997	复旦大学	李育阳
白逢伟	博士	2002	复旦大学	沈大棱
陈东红	博士	2007	复旦大学	沈大棱
陈云鹏	博士	2004	复旦大学	沈大棱
郭滨	博士	2006	复旦大学	沈大棱
韩颖颖	博士	2005	复旦大学	沈大棱
蒋道军	博士	2002	复旦大学	沈大棱
梁斌	博士	2004	复旦大学	沈大棱
刘天磊	博士	2004	复旦大学	沈大棱
孙晓波	博士	2006	复旦大学	沈大棱
王敬文	博士	2006	复旦大学	沈大棱
温建国	博士	2004	复旦大学	沈大棱
许嘉	博士	2007	复旦大学	沈大棱
杨光孝	博士	2004	复旦大学	沈大棱
张宏伟	博士	2001	复旦大学	沈大棱
张晓宁	博士	2002	复旦大学	沈大棱
万由衷	硕士	2001	复旦大学	沈大棱
王璐	硕士	2006	复旦大学	姚纪花
张书红	硕士	2005	复旦大学	姚纪花
胡翔华	硕士	2005	复旦大学	袁汉英
潘颖	硕士	2005	复旦大学	袁汉英
杨友峰	硕士	2003	复旦大学	袁汉英
张红梅	博士	2006	复旦大学	王洪海

（续表）

遗传学者姓名	获取学位	获取学位时间（年份）	获取学位学校院所	遗传学者导师
雷建强	博士	2005	复旦大学	王洪海
乐军	博士	2003	复旦大学	王洪海
顾晓玲	博士	2006	复旦大学	王洪海
黄益澍	博士	2006	复旦大学	王洪海
谢建平	博士	2002	复旦大学	王洪海
高大操	硕士	2000	复旦大学	王洪海
刘文	硕士	1998	复旦大学	王洪海
王加龙	博士	2006	复旦大学	郑兆鑫
杨捷琳	博士	2005	复旦大学	郑兆鑫、朱乃硕
易建中	博士	2003	复旦大学	郑兆鑫
陈维灶	博士	2006	复旦大学	郑兆鑫
雷呈祥	博士	2002	复旦大学	郑兆鑫
赵凯	博士	1998	复旦大学	郑兆鑫
刘明秋	博士	2002	复旦大学	郑兆鑫
张青	博士	2001	复旦大学	郑兆鑫
李光金	博士	2001	复旦大学	郑兆鑫
孙立春	博士	1998	复旦大学	郑兆鑫
邱媛媛	硕士	2003	复旦大学	郑兆鑫
张震宇	硕士	2001	复旦大学	郑兆鑫
孙亚萍	博士	2005	复旦大学	乔守怡
桑瑛颖	硕士	2005	复旦大学	乔守怡
吴洁	硕士	2005	复旦大学	乔守怡
曹跃琼	硕士	1998	复旦大学	乔守怡
毕高峰	博士	2001	中国科学院遗传研究所	朱立煌
陈纯贤	博士	1997	中国科学院遗传研究所	孙敬三、朱立煌
何平	博士	2001	中国科学院遗传研究所	朱立煌
刘国庆	博士	2001	中国科学院遗传研究所	朱立煌

（续表）

遗传学者姓名	获取学位	获取学位时间(年份)	获取学位学校院所	遗传学者导师
李红昌	博士	2006	中国科学院遗传与发育生物学研究所	朱立煌
夏红爱	博士	2005	中国科学院遗传与发育生物学研究所	朱立煌
邹军煌	博士	2005	中国科学院遗传与发育生物学研究所	朱立煌
陆朝福	博士	1998	中国科学院遗传研究所	朱立煌
孟征	博士	1996	中国科学院遗传研究所	许智宏、朱立煌
沈利爽	博士	1996	中国科学院遗传研究所	朱立煌
徐吉臣	博士	1993	中国科学院遗传研究所	童克忠、朱立煌
毛龙	博士	1995	中国科学院遗传研究所	胡含、朱立煌
梁承志	博士	1995	中国科学院遗传研究所	童克忠、朱立煌
宋文源	博士	1995	中国科学院遗传研究所	童克忠、朱立煌
刘国振	博士	1999	中国科学院遗传研究所	朱立煌
程祝宽	博士	1999	中国科学院遗传研究所	朱立煌、顾铭洪
包劲松	博士	1999	浙江大学	夏英武、朱立煌
赵彬	博士	1999	浙江大学	薛庆中、朱立煌
江光怀	博士	2001	中国科学院遗传研究所	鲁润龙、李振刚、朱立煌
钱前	博士	1995	中国农科院	熊振民、闵绍楷、朱立煌
唐家斌	博士	2003	中国科学院遗传研究所	杨焕明、朱立煌、于军
陈学伟	博士	2003	中国科学院遗传研究所	朱立煌
刘道峰	博士	2003	中国科学院遗传研究所	朱立煌
肖晗	博士	2002	中国科学院遗传研究所	朱立煌
陶勇	博士	2009	中国科学院遗传研究所	朱立煌
唐金富	博士	2008	中国科学院遗传研究所	朱立煌
张淑英	博士	2008	中国科学院遗传研究所	朱立煌

（续表）

遗传学者姓名	获取学位	获取学位时间（年份）	获取学位学校院所	遗传学者导师
李大勇	博士	2008	中国科学院遗传研究所	朱立煌
袁晓君	博士	2008	中国科学院遗传研究所	朱立煌
尚俊军	博士	2007	中国科学院遗传研究所	朱立煌
尹岚	博士	2007	中国科学院遗传研究所	朱立煌
张冬雷	博士	2007	中国科学院遗传研究所	朱立煌
李效尊	博士	2007	中国科学院遗传研究所	朱立煌
王爱菊	博士	2007	中国科学院遗传研究所	朱立煌
甘强	博士	2007	中国科学院遗传研究所	朱立煌
邹燕	博士	2007	中国科学院遗传研究所	朱立煌
韦丽荣	博士	2007	中国科学院遗传研究所	朱立煌
赵显峰	博士	2006	中国科学院遗传研究所	朱立煌
王世全	博士	2003	中国科学院遗传研究所	朱立煌
欧阳振乾	博士	2002	中国科学院遗传研究所	朱立煌
薄天岳	博士	2002	中国科学院遗传研究所	朱立煌
郑先武	博士	2002	中国科学院遗传研究所	朱立煌
曾万勇	博士	2001	中国科学院遗传研究所	朱立煌
赵彬	博士	2001	中国科学院遗传研究所	朱立煌
王文明	博士	2000	中国科学院遗传研究所	朱立煌
何光华	博士	1999	中国科学院遗传研究所	朱立煌
明凤	博士	1999	中国科学院遗传研究所	朱立煌
颜辉煌	博士	1999	中国科学院遗传研究所	朱立煌
徐云碧	博士	1994	中国科学院遗传研究所	朱立煌
李仕贵	博士	1994	中国科学院遗传研究所	朱立煌
梁国华	博士	1994	中国科学院遗传研究所	朱立煌
邢少辰	博士	1994	中国科学院遗传研究所	朱立煌
才宏伟	博士	1996	中国科学院遗传研究所	朱立煌

主干谱系数据库二——李汝祺开创的动物遗传学谱系

遗传学者姓名	获取学位	获取学位时间(年份)	获取学位学校院所	遗传学者导师
李汝祺	博士	1926	美国哥伦比亚大学	T. H. Morgan & G. Brudges
林子明	硕士	1935	燕京大学	李汝祺
吴鹤龄	助手	1953	北京大学	李汝祺
戴继勋	硕士	1964	北京大学	李汝祺
尚克刚	硕士	1964	北京大学	李汝祺
徐子成	硕士	1966	北京大学	李汝祺
吴政安	硕士	不详	北京大学	李汝祺
金昊	硕士	1982	北京大学	李汝祺
李士鹏	硕士	1982	北京大学	李汝祺
张任培	硕士	1983	北京大学	李汝祺
戴灼华	学士	1960	北京大学	李汝祺
薛友纺	学士	1969	北京大学	李汝祺
何维	博士	1994	北京大学	吴鹤龄
张新涛	博士	1995	北京大学	吴鹤龄
周迅蕾	博士	1996	北京大学	吴鹤龄
胡新立	博士	1996	北京大学	吴鹤龄
刘晓东	博士	1998	北京大学	吴鹤龄
孙紫清	博士	2001	北京大学	吴鹤龄
刘晓	硕士	1997	北京大学	吴鹤龄
宋震涛	硕士	1991	北京大学	吴鹤龄
文瑜	硕士	1995	北京大学	吴鹤龄
岳剑波	硕士	1994	北京大学	吴鹤龄
刘庆榕	硕士	1985	北京大学	吴鹤龄
林建生	硕士	1985	北京大学	吴鹤龄

（续表）

遗传学者 姓名	获取 学位	获取学位 时间(年份)	获取学位 学校院所	遗传学者 导师
陈瑾	硕士	1985	北京大学	吴鹤龄
常葳	硕士	1984	北京大学	吴鹤龄
葛欣	硕士	1986	北京大学	吴鹤龄
张允明	硕士	1987	北京大学	吴鹤龄
陈红	硕士	1987	北京大学	吴鹤龄
李翔	硕士	1988	北京大学	吴鹤龄
李禹	硕士	1988	北京大学	吴鹤龄
楼庆伟	硕士	1988	北京大学	吴鹤龄
童苏湘	硕士	1988	北京大学	吴鹤龄
英涵	硕士	1989	北京大学	吴鹤龄
程辉	硕士	1990	北京大学	吴鹤龄
李子玉	硕士	1990	北京大学	吴鹤龄
李秋棠	硕士	1991	北京大学	吴鹤龄
蒲真	硕士	1991	北京大学	吴鹤龄
张历文	硕士	1991	北京大学	吴鹤龄
曾祁青	硕士	1994	北京大学	吴鹤龄
于冬梅	硕士	1996	北京大学	吴鹤龄
张崇本	博士	2002	北京大学	尚克刚
韩嵘	博士	2000	北京大学	尚克刚
童英	博士	1997	北京大学	尚克刚
童英	硕士	1994	北京大学	尚克刚
汤富酬	博士	2003	北京大学	尚克刚
孟国良	博士	2002	北京大学	尚克刚
滕路	博士	2002	北京大学	尚克刚
陈伟胜	硕士	1997	北京大学	尚克刚
刘爱民	硕士	1992	北京大学	尚克刚
万海燕	硕士	1996	北京大学	尚克刚

（续表）

遗传学者姓名	获取学位	获取学位时间（年份）	获取学位学校院所	遗传学者导师
邹冀中	硕士	1999	北京大学	尚克刚
赵文宁	硕士	不详	北京大学	尚克刚
柴桂萱	硕士	不详	北京大学	尚克刚
乔利仙	博士	2007	中国海洋大学	戴继勋
王莹	博士	1997	中国海洋大学	戴继勋
刘必谦	博士	1997	中国海洋大学	戴继勋
汪岷	博士	1998	中国海洋大学	戴继勋
王娟	博士	2006	中国海洋大学	戴继勋
潘洁	博士	2002	中国海洋大学	戴继勋
杨锐	博士	2001	中国海洋大学	戴继勋
权洁霞	博士	2000	中国海洋大学	戴继勋、张亚平、邓景耀
郭宝太	博士	1999	中国海洋大学	戴继勋
任黎	博士	1997	中国海洋大学	戴继勋
刘红全	博士	2004	中国海洋大学	戴继勋
余长缨	博士	2004	中国海洋大学	戴继勋、沈旭、蒋华良
王玉军	博士	2003	中国海洋大学	戴继勋
岳志芹	博士	2003	中国海洋大学	戴继勋
陈娅	硕士	1995	北京大学	戴灼华
郝莉	硕士	1999	北京大学	戴灼华
黄菊	硕士	2002	北京大学	戴灼华
刘凤丽	硕士	1992	北京大学	戴灼华
吕静	硕士	2000	北京大学	戴灼华
赵中明	硕士	1996	北京大学	戴灼华
李成建	硕士	2003	北京大学	薛友纺

主干谱系数据库三——李璞开创的医学遗传学谱系

遗传学者姓名	获取学位	获取学位时间(年份)	获取学位学校院所	遗传学者导师
陈桢	硕士	1921	美国哥伦比亚大学	T. H. Morgan
李璞	学士、助手	1949	清华大学	陈桢、崔芝兰
白静	博士	2004	哈尔滨医科大学	李璞
陈峰	博士	2000	哈尔滨医科大学	李璞
陈宇	博士	1999	哈尔滨医科大学	李璞
樊红	博士	2002	哈尔滨医科大学	李璞
范耀山	博士	1986	哈尔滨医科大学	李璞
傅松滨	博士	1994	哈尔滨医科大学	李璞
高慧	博士	2001	哈尔滨医科大学	李璞
高凌寒	博士	2005	哈尔滨医科大学	李璞
李钰	博士	1997	哈尔滨医科大学	李璞
刘春祥	博士	1989	哈尔滨医科大学	李璞
刘芳莉	博士	2006	哈尔滨医科大学	李璞
鲁凤民	博士	1999	哈尔滨医科大学	李璞
孟祥文	博士	1995	哈尔滨医科大学	李璞
史忠诚	博士	2005	哈尔滨医科大学	李璞
王柏秋	博士	1999	哈尔滨医科大学	李璞
夏建川	博士	1998	哈尔滨医科大学	李璞
徐晋	博士	2004	哈尔滨医科大学	李璞
薛雅丽	博士	2001	哈尔滨医科大学	李璞
杨焕杰	博士	2001	哈尔滨医科大学	李璞
原继荣	博士	2003	哈尔滨医科大学	李璞
于佳梅	博士	2000	哈尔滨医科大学	李璞
于世辉	博士	1993	哈尔滨医科大学	李璞、李载平

（续表）

遗传学者 姓名	获取 学位	获取学位 时间（年份）	获取学位 学校院所	遗传学者 导师
赵会全	博士	1990	哈尔滨医科大学	李璞、Hans Galjaard
张学龙	博士	2008	哈尔滨医科大学	李璞
张智凯	博士	1996	哈尔滨医科大学	李璞
邹嵘	博士	2001	哈尔滨医科大学	李璞
杜杨柱	硕士	1987	哈尔滨医科大学	李璞
冯会臣	硕士	2000	哈尔滨医科大学	李璞
陈白滨	硕士	1997	哈尔滨医科大学	李璞
曹德良	硕士	1989	哈尔滨医科大学	李璞
陈立男	硕士	1984	哈尔滨医科大学	李璞
陈炜	硕士	1998	哈尔滨医科大学	李璞
冯丽云	硕士	1998	哈尔滨医科大学	李璞
葛世丽	硕士	1995	哈尔滨医科大学	李璞
郭丽荣	硕士	1988	哈尔滨医科大学	李璞
胡光	硕士	1986	哈尔滨医科大学	李璞
胡乃东	硕士	1992	哈尔滨医科大学	李璞
黄建民	硕士	1993	哈尔滨医科大学	李璞
黄天华	硕士	1982	哈尔滨医科大学	李璞
雷钧	硕士	1985	哈尔滨医科大学	李璞
李辉	硕士	1994	哈尔滨医科大学	李璞
李克深	硕士	1996	哈尔滨医科大学	李璞
李敏	硕士	1994	哈尔滨医科大学	李璞
刘波勇	硕士	1999	哈尔滨医科大学	李璞
刘霜	硕士	1991	哈尔滨医科大学	李璞
刘彦	硕士	1999	哈尔滨医科大学	李璞
陆纲	硕士	1997	哈尔滨医科大学	李璞
吕永杰	硕士	1992	哈尔滨医科大学	李璞
马丽萍	硕士	1987	哈尔滨医科大学	李璞

（续表）

遗传学者姓名	获取学位	获取学位时间（年份）	获取学位学校院所	遗传学者导师
齐恒	硕士	1994	哈尔滨医科大学	李璞
沈华	硕士	1999	哈尔滨医科大学	李璞
孙慧	硕士	1992	哈尔滨医科大学	李璞
孙艳阳	硕士	1986	哈尔滨医科大学	李璞
滕路	硕士	1998	哈尔滨医科大学	李璞
王琪	硕士	1995	哈尔滨医科大学	李璞
王汝斌	硕士	1990	哈尔滨医科大学	李璞
王小明	硕士	1990	哈尔滨医科大学	李璞
肖晟	硕士	1989	哈尔滨医科大学	李璞
杨继红	硕士	1995	哈尔滨医科大学	李璞
杨建华	硕士	1993	哈尔滨医科大学	李璞
姚壁	硕士	1992	哈尔滨医科大学	李璞
姚佳梅	硕士	1996	哈尔滨医科大学	李璞
尹娇杨	硕士	1992	哈尔滨医科大学	李璞
于永斌	硕士	1992	哈尔滨医科大学	李璞
张德凯	硕士	1994	哈尔滨医科大学	李璞
张勇	硕士	1997	哈尔滨医科大学	李璞
赵建华	硕士	1998	哈尔滨医科大学	李璞
周春水	硕士	1994	哈尔滨医科大学	李璞
朱绿松	硕士	1993	哈尔滨医科大学	李璞
高巍	硕士	2009	哈尔滨医科大学	白静
郭昌龙	硕士	2007	哈尔滨医科大学	白静
江晖	硕士	2007	哈尔滨医科大学	白静
刘鹏	硕士	2008	哈尔滨医科大学	白静
石萌	硕士	2010	哈尔滨医科大学	白静
王帅	硕士	2007	哈尔滨医科大学	白静
张奕	硕士	2008	哈尔滨医科大学	白静

（续表）

遗传学者姓名	获取学位	获取学位时间（年份）	获取学位学校院所	遗传学者导师
吕娜	硕士	2009	哈尔滨医科大学	陈峰
隋钰	硕士	2008	哈尔滨医科大学	陈峰
王超	硕士	2007	哈尔滨医科大学	陈峰
王晴	硕士	2010	哈尔滨医科大学	陈峰
徐旸	硕士	2006	哈尔滨医科大学	陈峰
张学龙	硕士	2005	哈尔滨医科大学	陈峰
张志红	硕士	2007	哈尔滨医科大学	陈峰
成建	硕士	2008	东南大学	樊红
刘东声	硕士	2009	东南大学	樊红
权艳梅	硕士	2008	东南大学	樊红
张凤	硕士	2009	东南大学	樊红
崔晓波	博士	2008	哈尔滨医科大学	傅松滨
范义辉	博士	2010	哈尔滨医科大学	傅松滨
黄小义	博士	2007	哈尔滨医科大学	傅松滨
黄昀	博士	2005	哈尔滨医科大学	傅松滨
姬宏飞	博士	2007	哈尔滨医科大学	傅松滨
贾学渊	博士	2005	哈尔滨医科大学	傅松滨
金焰	博士	2005	哈尔滨医科大学	傅松滨
李明	博士	2010	哈尔滨医科大学	傅松滨
刘岸	博士	2007	哈尔滨医科大学	傅松滨
马琳琳	博士	2007	哈尔滨医科大学	傅松滨
毛仁芳	博士	2007	哈尔滨医科大学	傅松滨
孟祥宁	博士	2006	哈尔滨医科大学	傅松滨
乔远东	博士	2007	哈尔滨医科大学	傅松滨
孙冬琳	博士	2009	哈尔滨医科大学	傅松滨
孙海明	博士	2008	哈尔滨医科大学	傅松滨
孙文靖	博士	2008	哈尔滨医科大学	傅松滨

（续表）

遗传学者 姓名	获取 学位	获取学位 时间（年份）	获取学位 学校院所	遗传学者 导师
王琦	博士	2009	哈尔滨医科大学	傅松滨
王秀梅	博士	2005	哈尔滨医科大学	傅松滨
闫承慧	博士	2003	哈尔滨医科大学	傅松滨
沃晓曼	博士	2010	哈尔滨医科大学	傅松滨
徐丽丹	博士	2010	哈尔滨医科大学	傅松滨
于旸	博士	2010	哈尔滨医科大学	傅松滨
岳志超	博士	2010	哈尔滨医科大学	傅松滨
张春玉	博士	2010	哈尔滨医科大学	傅松滨
阿友	硕士	2007	哈尔滨医科大学	傅松滨
冯源熙	硕士	2006	哈尔滨医科大学	傅松滨
韩菲菲	硕士	2007	哈尔滨医科大学	傅松滨
冀国华	硕士	2008	哈尔滨医科大学	傅松滨
李静	硕士	2010	哈尔滨医科大学	傅松滨
李明	硕士	2007	哈尔滨医科大学	傅松滨
李雪	硕士	2004	哈尔滨医科大学	傅松滨
李雪	硕士	2004	哈尔滨医科大学	傅松滨
刘改云	硕士	2007	哈尔滨医科大学	傅松滨
刘艳红	硕士	2010	哈尔滨医科大学	傅松滨
吕宏培	硕士	2010	哈尔滨医科大学	傅松滨
毛仁芳	硕士	2008	哈尔滨医科大学	傅松滨
申景岭	硕士	2003	哈尔滨医科大学	傅松滨
时文涛	硕士	2005	哈尔滨医科大学	傅松滨
宋文婷	硕士	2009	哈尔滨医科大学	傅松滨
孙文靖	硕士	2006	哈尔滨医科大学	傅松滨
田葆冬	硕士	2009	哈尔滨医科大学	傅松滨
王佳曦	硕士	2006	哈尔滨医科大学	傅松滨
王琦	博士	2004	哈尔滨医科大学	傅松滨

（续表）

遗传学者姓名	获取学位	获取学位时间(年份)	获取学位学校院所	遗传学者导师
王巍	硕士	2009	哈尔滨医科大学	傅松滨
吴杰	硕士	2008	哈尔滨医科大学	傅松滨
吴焱	硕士	2000	哈尔滨医科大学	傅松滨
于敏	硕士	2002	哈尔滨医科大学	傅松滨
于旸	博士	2007	哈尔滨医科大学	傅松滨
原伟光	硕士	2008	哈尔滨医科大学	傅松滨
岳志超	博士	2009	哈尔滨医科大学	傅松滨
张春玉	博士	2006	哈尔滨医科大学	傅松滨
张丽秋	硕士	2009	哈尔滨医科大学	傅松滨
张良玉	硕士	2005	哈尔滨医科大学	傅松滨
张微	硕士	2007	哈尔滨医科大学	傅松滨
张咏莉	博士	2002	哈尔滨医科大学	傅松滨
张钰	博士	2003	哈尔滨医科大学	傅松滨
张云艳	博士	2004	哈尔滨医科大学	傅松滨
郑立红	博士	2007	哈尔滨医科大学	傅松滨
朱静	博士	2009	哈尔滨医科大学	傅松滨
朱研	硕士	2009	哈尔滨医科大学	傅松滨
陈香梅	博士	2006	哈尔滨医科大学	李钰
高凌寒	硕士	2001	哈尔滨医科大学	李钰
李蒙	硕士	2006	哈尔滨医科大学	李钰
刘芳莉	硕士	2001	哈尔滨医科大学	李钰
刘继来	硕士	2004	哈尔滨医科大学	李钰
刘珊珊	硕士	2006	哈尔滨医科大学	李钰
吕冰洁	博士	2004	哈尔滨医科大学	李钰
任立红	博士	2004	哈尔滨医科大学	李钰
宋春娇	硕士	2003	哈尔滨医科大学	李钰
于旸	硕士	2004	哈尔滨医科大学	李钰

（续表）

遗传学者 姓名	获取 学位	获取学位 时间(年份)	获取学位 学校院所	遗传学者 导师
梁爽	硕士	2007	哈尔滨医科大学	徐晋
孟繁涛	硕士	2007	哈尔滨医科大学	徐晋
姜君	硕士	2006	哈尔滨医科大学	薛雅丽
徐朝阳	硕士	2006	哈尔滨医科大学	薛雅丽
杜玉荣	硕士	2005	哈尔滨医科大学	杨焕杰

主干谱系数据库四——卢惠霖开创的医学遗传学谱系

遗传学者 姓名	获取 学位	获取学位 时间(年份)	获取学位 学校院所	遗传学者 导师
卢惠霖	硕士	1927	哥伦比亚大学研究生院	T. H. Morgan
夏家辉	助手	1961	湖南医学院	卢惠霖
卢光琇	进修	1981	中国科学院 遗传研究所	不详
卢光琇	助手	1964	湖南医学院	卢惠霖
李麓芸	助手	1978	湖南医学院	卢惠霖
李本文	博士	1989	湖南医科大学	卢惠霖、姚开泰
张红恩	博士	1988	湖南医科大学	卢惠霖
邓汉湘	博士	1990	湖南医科大学	卢惠霖
范立青	博士	1996	湖南医科大学	卢惠霖、卢光琇
贺明伟	博士	1990	湖南医科大学	卢惠霖、李麓芸
李秀蓉	博士	1994	湖南医科大学	卢惠霖
何小轩	硕士	1978	湖南医学院	卢惠霖
许发明	硕士	1978	湖南医学院	卢惠霖
许嘉	硕士	1978	湖南医学院	卢惠霖
肖广惠	硕士	1979	湖南医学院	卢惠霖

（续表）

遗传学者姓名	获取学位	获取学位时间（年份）	获取学位学校院所	遗传学者导师
余穗	硕士	1982	湖南医学院	卢惠霖
童燕湘	硕士	1983	湖南医学院	卢惠霖
邓昊	博士	2003	中南大学	邓汉湘
李秀蓉	博士	2000	湖南医科大学	卢光琇、卢惠霖
罗克莉	博士	2003	中南大学	卢光琇
刘嘉茵	博士	2003	中南大学	卢光琇
谭跃球	博士	2002	中南大学	卢光琇
涂炯炯	博士	2008	中南大学	卢光琇
张前军	博士	2008	中南大学	卢光琇
刘永波	博士	2008	中南大学	卢光琇
朱文兵	博士	2005	中南大学	卢光琇
陈天姬	博士	2010	中南大学	卢光琇
戴灿	博士	2010	中南大学	卢光琇
邓云	博士	2005	中南大学	卢光琇
杜娟	博士	2004	中南大学	卢光琇
段华新	博士	2006	中南大学	卢光琇
李丹	博士	2004	中南大学	卢光琇
李汶	博士	2004	中南大学湘雅医学院	卢光琇
刘刚	博士	2004	中南大学	卢光琇
聂东宋	博士	2005	中南大学	卢光琇
彭翠英	博士	2010	中南大学	卢光琇
钱卫平	博士	2005	中南大学	卢光琇
唐奕	博士	2007	中南大学	卢光琇
王建	博士	2005	中南大学	卢光琇
夏华强	博士	2008	中南大学	卢光琇
向阳	博士	2006	中南大学	卢光琇
杨胜	博士	2007	中南大学	卢光琇

（续表）

遗传学者姓名	获取学位	获取学位时间(年份)	获取学位学校院所	遗传学者导师
安妮	硕士	2006	中南大学	卢光琇
曾思聪	硕士	2006	中南大学	卢光琇
陈历轩	硕士	2005	中南大学	卢光琇
邓爱民	硕士	2004	中南大学	卢光琇
狄玉芬	硕士	2006	中南大学	卢光琇
贺佩	硕士	2009	中南大学	卢光琇
李维娜	硕士	2007	中南大学	卢光琇
李喜红	硕士	2007	中南大学	卢光琇
梁玥宏	硕士	2006	中南大学	卢光琇
廖宏庆	硕士	2005	中南大学	卢光琇
刘律君	硕士	2010	中南大学	卢光琇
刘馨	硕士	2006	中南大学	卢光琇
毛增辉	硕士	2004	中南大学	卢光琇
乜照燕	硕士	2005	中南大学	卢光琇
彭琳	硕士	2008	中南大学	卢光琇
彭秋平	硕士	2004	中南大学	卢光琇
彭佑共	硕士	2004	中南大学	卢光琇
石敏	硕士	2004	中南大学	卢光琇
谭玉彬	硕士	2007	中南大学	卢光琇
王静	硕士	2006	中南大学	卢光琇
吴楠	硕士	2007	中南大学	卢光琇
阳彦	硕士	2010	中南大学	卢光琇
杨红梅	硕士	2005	中南大学	卢光琇
杨瑾	硕士	2005	中南大学	卢光琇
叶天民	硕士	2004	中南大学	卢光琇
袁丁	硕士	2004	中南大学	卢光琇
张硕屏	硕士	2007	中南大学	卢光琇

（续表）

遗传学者 姓名	获取 学位	获取学位 时间（年份）	获取学位 学校院所	遗传学者 导师
张文权	硕士	2004	中南大学	卢光琇
张宇超	硕士	2006	中南大学	卢光琇
宗豫蓉	硕士	2006	中南大学	卢光琇
邹懿	硕士	2007	中南大学	卢光琇
莫亚勤	博士	2004	中南大学	李麓芸
谭小军	博士	2005	中南大学	李麓芸
邢晓为	博士	2004	中南大学	李麓芸
周畅	博士	2004	中南大学 湘雅医学院	李麓芸
钟昌高	博士	2003	中南大学 湘雅医学院	李麓芸
刘上峰	博士	2003	中南大学 湘雅医学院	李麓芸
倪斌	博士	2004	中南大学 湘雅医学院	李麓芸
宋涛	硕士	2005	中南大学	李麓芸
张春芽	硕士	2004	中南大学	李麓芸
李凌伟	硕士	2006	中南大学	范立青
谭玉梅	硕士	2003	中南大学	范立青
汤乐	硕士	2007	中南大学	范立青
梁德生	博士	2006	中南大学	夏家辉
王果	博士	2005	中南大学	夏家辉
邬玲仟	博士	2006	中南大学	夏家辉
朱海燕	博士	2006	中南大学	夏家辉
薛志刚	博士	2006	中南大学	夏家辉
潘琼	博士	2007	中南大学	夏家辉
刘雄昊	博士	2007	中南大学	夏家辉
胡正茂	博士	2007	中南大学	夏家辉

（续表）

遗传学者 姓名	获取 学位	获取学位 时间(年份)	获取学位 学校院所	遗传学者 导师
霍继荣	博士	2005	中南大学	夏家辉
禹宽平	博士	1999	湖南医科大学	夏家辉
施家琦	博士	1999	湖南医科大学	夏家辉
刘春宇	博士	1998	湖南医科大学	夏家辉
杨新平	博士	1998	湖南医科大学	夏家辉
王德安	博士	1998	湖南医科大学	夏家辉
何云贵	博士	2000	湖南医科大学	夏家辉
邓朝晖	硕士	2005	中南大学	夏家辉
龙志高	硕士	2009	中南大学	夏家辉
潘乾	硕士	2006	中南大学	夏家辉
姚凤霞	硕士	2004	中南大学	夏家辉
朱赞华	硕士	2005	中南大学	夏家辉
张灼华	硕士	1989	湖南医科大学	夏家辉
张灼华	博士	1995	美国加州大学	E. Ruoslahti
曾桥	博士	2008	中南大学	张灼华
邓小云	博士	2005	中南大学	张灼华
贺力强	博士	2004	中南大学	张灼华
蒋泰文	博士	2004	中南大学	张灼华
刘宇	博士	2005	中南大学	张灼华
杨眉	博士	2009	中南大学	张灼华
张瑞芳	博士	2006	中南大学	张灼华
刘小平	博士	2007	中南大学	张灼华
刘慕君	博士	2007	中南大学	张灼华
蒋冬贵	博士	2007	中南大学	张灼华、夏家辉
钟向阳	博士	1999	湖南医科大学	张灼华、夏家辉
谭志平	博士	2005	中南大学	张灼华
程莉娟	硕士	2005	中南大学	张灼华

（续表）

遗传学者姓名	获取学位	获取学位时间(年份)	获取学位学校院所	遗传学者导师
胡政	硕士	2004	中南大学	张灼华
路嘉宏	硕士	2007	中南大学	张灼华
张宗磊	硕士	2007	中南大学	张灼华
郑晓业	硕士	2008	中南大学	张灼华
胡正茂	硕士	2004	中南大学	邓汉湘
胡静	硕士	2007	中南大学	范立青
夏昆	助手	1995	湖南医科大学	夏家辉
卜枫啸	硕士	2008	中南大学	夏昆
胡艺俏	硕士	2009	中南大学	夏昆
李景之	硕士	2009	中南大学	夏昆
凌捷	硕士	2006	中南大学	夏昆
孙霞	硕士	2005	中南大学	夏昆
徐伟	硕士	2005	中南大学	夏昆
谢志国	博士	2009	中南大学	夏昆
胡浩	博士	2008	中南大学	邬玲仟
许晓娟	硕士	2010	中南大学	胡正茂
安世民	硕士	2008	中南大学	梁德生
蔡一村	硕士	2008	中南大学	梁德生
曹善仁	硕士	2007	中南大学	梁德生
戴国胜	硕士	2008	中南大学	梁德生
冯劢	硕士	2007	中南大学	梁德生
高庭	硕士	2010	中南大学	梁德生
何嫱	硕士	2006	中南大学	梁德生
胡友金	硕士	2008	中南大学	梁德生
李剑	硕士	2007	中南大学	梁德生
李卓	硕士	2008	中南大学	梁德生
柳俊	硕士	2007	中南大学	梁德生

（续表）

遗传学者姓名	获取学位	获取学位时间（年份）	获取学位学校院所	遗传学者导师
马志成	硕士	2006	中南大学	梁德生
石岩	硕士	2009	中南大学	梁德生
史占平	硕士	2008	中南大学	梁德生
王瑛	硕士	2008	中南大学	梁德生
伍汇慧	硕士	2007	中南大学	梁德生
薛金锋	硕士	2008	中南大学	梁德生
尹彪	硕士	2007	中南大学	梁德生
张雅坤	硕士	2006	中南大学	梁德生
周银	硕士	2007	中南大学	梁德生
谭珂	硕士	2010	中南大学	谭跃球
戴镭	硕士	2010	中南大学	邬玲仟
邓利	硕士	2010	中南大学	邬玲仟
邓启盼	硕士	2008	中南大学	邬玲仟
龚惠勇	硕士	2008	中南大学	邬玲仟
胡兰萍	硕士	2006	中南大学	邬玲仟
贾蓓	硕士	2006	中南大学	邬玲仟
李海波	硕士	2008	中南大学	邬玲仟
李浩	硕士	2007	中南大学	邬玲仟
李红艳	硕士	2009	中南大学	邬玲仟
吕卫刚	硕士	2010	中南大学	邬玲仟
马小渊	硕士	2008	中南大学	邬玲仟
潘丽	硕士	2007	中南大学	邬玲仟
全意	硕士	2010	中南大学	邬玲仟
沈鉴东	硕士	2010	中南大学	邬玲仟
宋宁	硕士	2007	中南大学	邬玲仟
覃磊	硕士	2010	中南大学	邬玲仟
王昊	硕士	2008	中南大学	邬玲仟

（续表）

遗传学者姓名	获取学位	获取学位时间(年份)	获取学位学校院所	遗传学者导师
吴伟锋	硕士	2006	中南大学	邬玲仟
吴玥丽	硕士	2006	中南大学	邬玲仟
薛晋杰	硕士	2008	中南大学	邬玲仟
张静	硕士	2008	中南大学	邬玲仟
赵娟	硕士	2009	中南大学	邬玲仟
周璐	硕士	2006	中南大学	邬玲仟
周明星	硕士	2010	中南大学	邬玲仟
周仲民	硕士	2009	中南大学	邬玲仟
朱怀虚	硕士	2007	中南大学	邬玲仟

主干谱系数据库五——李竞雄、鲍文奎开创的植物遗传学谱系

遗传学者姓名	获取学位	获取学位时间(年份)	获取学位学校院所	遗传学者导师
李先闻	博士	1929	美国康乃尔大学	R. A. Emerson
鲍文奎	助手	1942	四川农业改进所	李先闻
鲍文奎	博士	1950	美国加州理工学院	S. Emerson
肖拴锁	博士	1987	中国农业科学研究院	鲍文奎
程治军	博士	1994	中国农业科学研究院	鲍文奎
刘丕庆	博士	1993	中国农业科学研究院	鲍文奎
汪为民	博士	1997	中国农业科学研究院	鲍文奎
王小军	博士	1993	中国农业科学研究院	鲍文奎
李小梅	博士	1996	中国农业科学研究院	鲍文奎
赵开军	博士	1990	中国农业科学研究院	鲍文奎
樊颖伦	博士	2006	中国农业科学院	赵开军
王春连	博士	2006	中国农业科学院	赵开军

（续表）

遗传学者 姓名	获取 学位	获取学位 时间（年份）	获取学位 学校院所	遗传学者 导师
乔枫	博士	2007	南京农业大学	赵开军
王洁	博士	2005	中国农业大学	赵开军
欧阳石文	博士	2002	中国农业大学	赵开军
樊金娟	博士	2004	沈阳农业大学	赵开军
马慧	博士	2004	沈阳农业大学	赵开军
李竞雄	博士	1948	美国康奈尔大学研究生院	L. F. Randolph
李竞雄	助手	1936	武汉大学	李先闻
张世煌	博士	1990	中国农业科学研究院	李竞雄
周洪生	博士	1991	中国农业科学研究院	李竞雄
宋同明	助手	1961	中国农业大学	李竞雄
赵永亮	博士	1998	中国农业大学	宋同明
段明孝	博士	2000	中国农业大学	宋同明
刘志增	博士	1999	中国农业大学	宋同明
王利明	博士	2002	中国农业大学	宋同明
范弘伟	博士	2001	中国农业大学	宋同明
王述民	博士	2001	中国农业大学	宋同明
宋季芳	博士	2003	中国农业大学	宋同明
戴景瑞	硕士	1963	北京农业大学农学系	李竞雄
白琪林	博士	2005	中国农业大学	戴景瑞
曹永国	博士	1998	中国农业大学	戴景瑞
陈彦惠	博士	2000	中国农业大学	戴景瑞
董云洲	博士	1999	中国农业大学	戴景瑞
番兴明	博士	2007	中国农业大学	戴景瑞
高志环	博士	2000	中国农业大学	戴景瑞
黄烈健	博士	2001	中国农业大学	戴景瑞
姜海鹰	博士	2004	中国农业大学	戴景瑞
刘大文	博士	1999	中国农业大学	戴景瑞

（续表）

遗传学者 姓名	获取 学位	获取学位 时间(年份)	获取学位 学校院所	遗传学者 导师
路贵和	博士	2005	中国农业大学	戴景瑞
宋秀芳	博士	2003	中国农业大学	戴景瑞
田曾元	博士	2002	中国农业大学	戴景瑞
王凤格	博士	2006	中国农业大学	戴景瑞
王泽立	博士	2000	中国农业大学	戴景瑞
王志民	博士	1997	中国农业大学	戴景瑞
魏良明	博士	2003	中国农业大学	戴景瑞
吴敏生	博士	1999	中国农业大学	戴景瑞
张宗文	博士	2000	中国农业大学	戴景瑞
赵久然	博士	2001	中国农业大学	戴景瑞
周逢勇	博士	1998	中国农业大学	戴景瑞
黄素华	博士	2003	中国农业大学	戴景瑞
向道权	博士	2001	中国农业大学	戴景瑞
杨会	博士	2001	中国农业大学	戴景瑞
刘岩	博士	1997	中国农业大学	戴景瑞
赖锦盛	博士	1996	中国农业大学	戴景瑞
王守才	博士	1996	中国农业大学	戴景瑞
张宏	博士	1994	中国农业大学	戴景瑞
肖文开	博士	2005	中国农业大学	戴景瑞
董晋江	博士	1991	中国科学院上海 植物生理研究所	夏镇澳
夏镇澳	助手	1947	前中央研究院 植物所细胞遗传室	李先闻
夏镇澳	学士	1946	南京中央大学	不详
孟及人	助手	1932	河南大学农学院	李先闻
朱立宏	助手	1945	四川农业改进所	李先闻
朱立宏	硕士	1949	美国密歇根大学	不详
田大成	博士	1993	南京农业大学	朱立宏
王庆钰	博士	1996	南京农业大学	朱立宏

主干谱系数据库六——冯泽芳开创的棉花遗传育种学谱系

遗传学者 姓名	获取 学位	获取学位 时间(年份)	获取学位 学校院所	遗传学者 导师
冯泽芳	博士	1933	美国康奈尔大学	不详
黄滋康	硕士	1950	南京农业大学	冯泽芳
钟一群	硕士	不详	南京农业大学	冯泽芳
马家璋	硕士	不详	南京农业大学	冯泽芳
潘家驹	硕士	1951	南京农业大学	冯泽芳、卢浩然
邓德旺	博士	1997	南京农业大学	潘家驹
杜雄明	博士	1998	南京农业大学	潘家驹
郭旺珍	博士	1997	南京农业大学	潘家驹
王学德	博士	1994	南京农业大学	潘家驹
张海洋	博士	1993	南京农业大学	潘家驹
胡保民	博士	1993	南京农业大学	潘家驹
周兆华	博士	1999	南京农业大学	潘家驹
张天真	博士	1990	南京农业大学	潘家驹
陈红	博士	2009	南京农业大学	张天真
高玉龙	博士	2006	南京农业大学	张天真
郭金英	博士	2006	南京农业大学	张天真
韩志国	博士	2006	南京农业大学	张天真
金骏培	博士	2003	南京农业大学	张天真
李成奇	博士	2007	南京农业大学	张天真
李飞飞	博士	2008	南京农业大学	张天真
马雪霞	博士	2007	南京农业大学	张天真
钱能	博士	2009	南京农业大学	张天真
秦鸿德	博士	2007	南京农业大学	张天真

（续表）

遗传学者 姓名	获取 学位	获取学位 时间（年份）	获取学位 学校院所	遗传学者 导师
沈新莲	博士	2004	南京农业大学	张天真
宋丽	博士	2008	南京农业大学	张天真
唐灿明	博士	2003	南京农业大学	张天真
汪保华	博士	2006	南京农业大学	张天真
王凯	博士	2006	南京农业大学	张天真
王沛政	博士	2007	南京农业大学	张天真
王鹏	博士	2009	南京农业大学	张天真
吴慎杰	博士	2006	南京农业大学	张天真
武耀廷	博士	2001	南京农业大学	张天真
杨昶	博士	2007	南京农业大学	张天真
杨路明	博士	2009	南京农业大学	张天真
殷剑美	博士	2005	南京农业大学	张天真
袁有禄	博士	2000	南京农业大学	张天真
詹秋文	博士	2007	南京农业大学	张天真
张培通	博士	2005	南京农业大学	张天真
周宝良	博士	2008	南京农业大学	张天真
朱新霞	博士	2009	南京农业大学	张天真
刘康	博士	2006	南京农业大学	张天真
柳李旺	博士	2002	南京农业大学	张天真
张军	博士	2001	南京农业大学	张天真
刘志	博士	2002	南京农业大学	张天真
易成新	博士	2002	南京农业大学	张天真、杨剑波
马晓杰	硕士	2007	南京农业大学	张天真
张丽丽	硕士	2010	南京农业大学	张天真
张燕洁	硕士	2006	南京农业大学	张天真
蔡彩平	博士	2009	南京农业大学	郭旺珍
蒋锋	博士	2008	南京农业大学	郭旺珍

（续表）

遗传学者 姓名	获取 学位	获取学位 时间(年份)	获取学位 学校院所	遗传学者 导师
王海海	博士	2009	南京农业大学	郭旺珍
魏利斌	博士	2008	南京农业大学	郭旺珍
董佳	硕士	2010	南京农业大学	郭旺珍
杜磊	硕士	2008	南京农业大学	郭旺珍
韩晓勇	硕士	2010	南京农业大学	郭旺珍
吕俊宏	硕士	2010	南京农业大学	郭旺珍
吕远大	硕士	2009	南京农业大学	郭旺珍
桑志勤	硕士	2008	南京农业大学	郭旺珍
张仁善	硕士	2010	南京农业大学	郭旺珍
蒋培东	博士	2007	浙江大学	王学德
张海平	博士	2008	浙江大学	王学德
张小全	博士	2007	浙江大学	王学德
朱云国	博士	2005	浙江大学	王学德
朱伟	博士	2006	浙江大学	王学德

主干谱系数据库七——刘后利、吴兆苏开创的植物遗传学谱系

遗传学者 姓名	获取 学位	获取学位 时间(年份)	获取学位 学校院所	遗传学者 导师
周承钥	博士	1932	美国康奈尔大学	不详
吴兆苏	硕士	1946	南京中央大学	周承钥
吴兆苏	博士	1950	美国明尼苏达州立大学	H. K. Hayes
蒋国梁	博士	1993	南京农业大学	吴兆苏
刘仲齐	博士	1990	南京农业大学	吴兆苏
马传喜	博士	1991	南京农业大学	吴兆苏
王雅平	博士	1990	南京农业大学	吴兆苏

(续表)

遗传学者姓名	获取学位	获取学位时间(年份)	获取学位学校院所	遗传学者导师
肖世和	博士	1992	南京农业大学	吴兆苏
许为钢	博士	1997	南京农业大学	吴兆苏、盖钧镒
杨竹平	博士	1992	南京农业大学	吴兆苏
张改生	博士	1993	南京农业大学	吴兆苏
陈绍军	博士	1988	南京农业大学	吴兆苏
李祥义	博士	1987	南京农业大学	吴兆苏
杨朝柱	博士	2006	安徽农业大学	马传喜
张磊	博士	2005	安徽农业大学	马传喜
孙学永	博士	2006	安徽农业大学	马传喜
覃鹏	博士	2007	安徽农业大学	程顺和、马传喜
乔玉强	博士	2008	安徽农业大学	马传喜
司红起	博士	2008	安徽农业大学	马传喜
张业伦	博士	2008	安徽农业大学	马传喜
王晓波	博士	2008	安徽农业大学	马传喜
王瑞霞	博士	2008	中国农业科学院	肖世和
张海萍	博士	2007	中国农业科学院	肖世和
张胜利	博士	2007	西北农林科技大学	张改生
高翔	博士	2005	西北农林科技大学	张改生
马守才	博士	2005	西北农林科技大学	张改生
王军卫	博士	2005	西北农林科技大学	张改生、张晓东
王小利	博士	2004	西北农林科技大学	张改生
孟宪刚	博士	2004	西北农林科技大学	张改生、尚勋武
刘宏伟	博士	2002	西北农林科技大学	张改生
陈新宏	博士	2003	西北农林科技大学	张改生、李璋
刘后利	博士	1948	美国伊利诺大学研究生院	C. M. Woodworth
刘后利	学士	1939	中央大学农学院	周承钥
陈玉萍	博士	1992	华中农业大学	刘后利

（续表）

遗传学者 姓名	获取 学位	获取学位 时间(年份)	获取学位 学校院所	遗传学者 导师
孟金陵	博士	1984	华中农学院	刘后利
王汉中	博士	1990	华中农业大学	刘后利
吴纯仁	博士	1989	华中农业大学	刘后利
叶志彪	博士	2000	华中农业大学	刘后利
余凤群	博士	1994	华中农业大学	刘后利
刘定富	博士	1987	华中农业大学	刘后利
栗根义	博士	1988	华中农业大学	刘后利
李晓方	博士	1987	华中农业大学	刘后利
周永明	博士	1987	华中农业大学	刘后利
叶志彪	博士	2000	华中农业大学	刘后利、郑用琏
傅廷栋	硕士	1965	华中农业大学农学系	刘后利
沈前华	硕士	1989	华中农业大学	刘后利
王文泉	硕士	1989	华中农业大学	刘后利
温奎	硕士	1989	河北省农林科学院	刘后利
袁文业	硕士	1990	山西省农业科学院	刘后利
赵坚义	硕士	1989	华中农业大学	刘后利
何余堂	博士	2004	华中农业大学	傅廷栋
胡立勇	博士	2005	华中农业大学	傅廷栋
姜慧芳	博士	2006	华中农业大学	傅廷栋
刘志文	博士	2005	华中农业大学	傅廷栋
马朝芝	博士	2002	华中农业大学	傅廷栋
沈金雄	博士	2003	华中农业大学	傅廷栋
涂金星	博士	1997	华中农业大学	傅廷栋
王俊霞	博士	2001	华中农业大学	傅廷栋、杨光圣
张卓文	博士	2005	华中农业大学	傅廷栋
杨光圣	博士	1998	华中农业大学	傅廷栋
张书芬	博士	2005	华中农业大学	傅廷栋

（续表）

遗传学者姓名	获取学位	获取学位时间（年份）	获取学位学校院所	遗传学者导师
雷绍林	博士	2009	华中农业大学	傅廷栋
李媛媛	博士	2006	华中农业大学	傅廷栋
张幸果	博士	2008	华中农业大学	傅廷栋
张艳	博士	2009	华中农业大学	傅廷栋
肖麓	博士	2008	华中农业大学	傅廷栋
徐有明	博士	2007	华中农业大学	傅廷栋
宋来强	博士	2005	华中农业大学	傅廷栋
陈伟	博士	2007	华中农业大学	傅廷栋
黄镇	博士	2008	华中农业大学	傅廷栋
易斌	博士	2008	华中农业大学	傅廷栋
文静	博士	2008	华中农业大学	傅廷栋
万正杰	博士	2008	华中农业大学	傅廷栋
陈玉宁	博士	2009	华中农业大学	傅廷栋
陈新	博士	2008	华中农业大学	孟金陵
栗茂腾	博士	2003	华中农业大学	孟金陵
刘佳	博士	2009	华中农业大学	孟金陵
刘仁虎	博士	2004	华中农业大学	孟金陵
龙艳	博士	2007	华中农业大学	孟金陵
钱伟	博士	2003	华中农业大学	孟金陵
邱丹	博士	2007	华中农业大学	孟金陵
师家勤	博士	2009	华中农业大学	孟金陵
田志宏	博士	1998	华中农业大学	孟金陵
汪念	博士	2009	华中农业大学	孟金陵
王晶	博士	2009	华中农业大学	孟金陵
肖勇	博士	2010	华中农业大学	孟金陵
徐芳森	博士	2000	华中农业大学	孟金陵
张椿雨	博士	2005	华中农业大学	孟金陵

（续表）

遗传学者 姓名	获取 学位	获取学位 时间（年份）	获取学位 学校院所	遗传学者 导师
赵建伟	博士	2001	华中农业大学	孟金陵
邹珺	博士	2009	华中农业大学	孟金陵
范志雄	博士	2007	华中农业大学	杨光圣
冯发强	博士	2009	华中农业大学	杨光圣
何俊平	博士	2008	华中农业大学	杨光圣
洪登峰	博士	2006	华中农业大学	杨光圣
刘俊	博士	2008	华中农业大学	杨光圣
刘平武	博士	2005	华中农业大学	杨光圣
陆光远	博士	2004	华中农业大学	杨光圣
沈俊儒	博士	2005	华中农业大学	杨光圣
田保明	博士	2010	华中农业大学	杨光圣
王贵春	博士	2007	华中农业大学	杨光圣
吴建勇	博士	2006	华中农业大学	杨光圣
俞斌	博士	2009	华中农业大学	杨光圣
袁美	博士	2002	华中农业大学	杨光圣
柯丽萍	博士	2005	华中农业大学	杨光圣
王俊霞	博士	2001	华中农业大学	杨光圣
沈金雄	博士	2003	华中农业大学	杨光圣
欧阳波	博士	2002	华中农业大学	叶志彪、傅廷栋
陈银华	博士	2005	华中农业大学	叶志彪
邹礼平	博士	2005	华中农业大学	叶志彪
张俊红	博士	2006	华中农业大学	叶志彪
王涛涛	博士	2006	华中农业大学	叶志彪

主干谱系数据库八——马育华、王金陵开创的大豆遗传育种学谱系

遗传学者 姓名	获取 学位	获取学位 时间(年份)	获取学位 学校院所	遗传学者 导师
王绶	硕士	1933	康乃尔大学	不详
王金陵	学士	1941	金陵大学	王绶
陈绍江	博士	1995	东北农业大学	王金陵
韩天富	博士	1994	东北农业大学	王金陵
金正勋	博士	1998	东北农业大学	王金陵
李海英	博士	1996	东北农业大学	王金陵
李荣田	博士	1999	东北农业大学	王金陵
李新海	博士	1996	东北农业大学	王金陵
栾非时	博士	2000	东北农业大学	王金陵
秦智伟	博士	1995	东北农业大学	王金陵
石锐	博士	1999	东北农业大学	王金陵
许修宏	博士	2000	东北农业大学	王金陵
杨琪	博士	1990	东北农学院	王金陵
张小刚	博士	1991	东北农业大学	王金陵
邹德堂	博士	2001	东北农业大学	王金陵
年海	博士	1994	东北农业大学	王金陵
吕文河	博士	1996	东北农业大学	王金陵
张国栋	博士	1989	东北农学院	王金陵
李文滨	博士	1988	东北农学院	王金陵
邱丽娟	博士	1989	东北农学院	王金陵
马育华	博士	1950	美国伊利诺大学	C. M. Woodworth
马育华	学士	1935	金陵大学	王绶
吕慧能	博士	1991	南京农业大学	马育华
吴天侠	博士	1991	南京农业大学	马育华

（续表）

遗传学者 姓名	获取 学位	获取学位 时间(年份)	获取学位 学校院所	遗传学者 导师
杨永华	博士	1990	南京农业大学	马育华
周新安	博士	1990	南京农业大学	马育华
张志永	博士	1996	南京农业大学	马育华、盖钧镒、陈受宜
杨守萍	博士	1996	南京农业大学	马育华、盖钧镒、徐汉卿
杨德	博士	1987	南京农业大学	马育华
洪德林	博士	1988	南京农业大学	马育华
宋启建	博士	1988	南京农业大学	马育华
游明安	博士	1989	南京农业大学	马育华
盖钧镒	硕士	1968	南京农业大学	马育华
白羊年	博士	2001	南京农业大学	盖钧镒
丁德荣	博士	1999	南京农业大学	盖钧镒
东方阳	博士	1999	南京农业大学	盖钧镒
管荣展	博士	1997	南京农业大学	盖钧镒
黄中文	博士	2008	南京农业大学	盖钧镒
李海旺	博士	2009	南京农业大学	盖钧镒
李凯	博士	2009	南京农业大学	盖钧镒
刘顺湖	博士	2008	南京农业大学	盖钧镒
刘莹	博士	2005	南京农业大学	盖钧镒
卢为国	博士	2005	南京农业大学	盖钧镒
戚存扣	博士	2002	南京农业大学	盖钧镒
苏成付	博士	2009	南京农业大学	盖钧镒
孙祖东	博士	1997	南京农业大学	盖钧镒
田大成	博士	1993	南京农业大学	盖钧镒
田清震	博士	2000	南京农业大学	盖钧镒
汪越胜	博士	1999	南京农业大学	盖钧镒
王春娥	博士	2008	南京农业大学	盖钧镒
王芳	博士	2007	南京农业大学	盖钧镒

（续表）

遗传学者 姓名	获取 学位	获取学位 时间(年份)	获取学位 学校院所	遗传学者 导师
王晋华	博士	1998	南京农业大学	盖钧镒
王庆钰	博士	1996	南京农业大学	盖钧镒
王永军	博士	2001	南京农业大学	盖钧镒
文自翔	博士	2008	南京农业大学	盖钧镒
吴建宇	博士	1997	南京农业大学	盖钧镒
邢光南	博士	2007	南京农业大学	盖钧镒
邢邯	博士	1998	南京农业大学	盖钧镒
熊冬金	博士	2009	南京农业大学	盖钧镒
杨超	博士	2009	南京农业大学	盖钧镒
杨清华	博士	2009	南京农业大学	盖钧镒
张军	博士	2008	南京农业大学	盖钧镒
赵团结	博士	2006	南京农业大学	盖钧镒
郑永战	博士	2006	南京农业大学	盖钧镒
智海剑	博士	2005	南京农业大学	盖钧镒
郭子彪	博士	1995	南京农业大学	盖钧镒
许东河	博士	1997	南京农业大学	盖钧镒
章元明	博士	2001	南京农业大学	盖钧镒
王建康	博士	1996	南京农业大学	盖钧镒
杨四海	博士	2007	南京大学	田大成
杜建厂	博士	2006	南京大学	田大成、杨永华
范虎	硕士	2009	南京农业大学	盖钧镒
侯纯旺	硕士	2009	南京农业大学	盖钧镒

主干谱系数据库九——吴旻开创的医学遗传学谱系

遗传学者 姓名	获取 学位	获取学位 时间(年份)	获取学位 学校院所	遗传学者 导师
吴旻	博士	1961	苏联医学科学院	阿·德·季莫菲也夫斯基
褚嘉佑	博后	1991	中国协和医科大学	吴旻
肖广惠	博后	1990	中国协和医科大学	吴旻
刘春祥	博后	1992	中国协和医科大学	吴旻
杨晓光	博后	1993	中国协和医科大学	吴旻
闫影	博后	1993	中国协和医科大学	吴旻
任力强	博后	1993	中国协和医科大学	吴旻
张金三	博后	1994	中国协和医科大学	吴旻
潘星华	博后	1994	中国协和医科大学	吴旻
郑杰	博后	1996	中国协和医科大学	吴旻
陈柏华	博后	1996	中国协和医科大学	吴旻
王家旺	博后	1996	中国协和医科大学	吴旻
陈德权	博后	1996	中国协和医科大学	吴旻
吴令英	博士	1995	中国协和医科大学	吴旻
范黎	博士	1992	中国协和医科大学	吴旻
程金科	博士	1997	中国协和医科大学	吴旻
侯萍	博士	1996	中国协和医科大学	吴旻
姬峻芳	博士	2006	中国协和医科大学	吴旻、詹启敏
雷薇	博士	1995	中国协和医科大学	吴旻
李万波	博士	1991	中国协和医科大学	吴旻
李卫东	博士	1997	中国协和医科大学	吴旻
刘桂中	博士	1998	中国协和医科大学	吴旻、Giovanni levi
陆佳韵	博士	2002	中国协和医科大学	吴旻
王海涛	博士	2002	中国协和医科大学	吴旻

（续表）

遗传学者姓名	获取学位	获取学位时间(年份)	获取学位学校院所	遗传学者导师
王雪皎	博士	1998	中国协和医科大学	吴旻、蔡有余
肖枫	博士	1996	中国协和医科大学	吴旻
肖蕾	博士	1989	中国协和医科大学	吴旻
许智雄	博士	1999	中国协和医科大学	吴旻
叶昕	博士	1990	中国协和医科大学	吴旻
赵剑华	博士	2001	中国协和医科大学	吴旻
赵晓航	博士	1993	中国协和医科大学	吴旻
周津	博士	2000	中国协和医科大学	吴旻
朱丹	博士	1994	中国协和医科大学	吴旻
朱恃贵	博士	1992	中国协和医科大学	吴旻
阎天生	博士	1994	中国协和医科大学	张大为、吴旻
黎伯铨	博士	1993	第三军医大学	毛宝龄、吴旻
黄建华	博士	1990	中国协和医科大学	吴旻
张连峰	博士	1992	中国协和医科大学	吴旻
裴许芳	博士	1989	中国协和医科大学	吴旻、Fiona M. Watt
冯骆	博士	1989	中国协和医科大学	吴旻
张立新	博士	1993	中国协和医科大学	吴旻
赫杰	博士	1993	中国协和医科大学	张大为、张汝刚、吴旻
陈洁平	博士	1998	第三军医大学	徐采朴、吴旻教授
王兴元	博士	1998	中国协和医科大学	孙燕、吴旻
郝秀娟	博士	1995	军事医学科学院	唐佩弦、吴旻
于振涛	博士	1998	中国协和医科大学	张大为、张汝刚、吴旻
胡楠	博士	1986	中国协和医科大学	吴旻
王涛	博士	2002	中国协和医科大学	李泽坚教授、吴旻
张睿	博士	1999	中国协和医科大学	吴旻、Giovanni Levi
吴德丰	博士	1988	中国协和医科大学	吴旻
王亮	博士	1995	中国协和医科大学	吴旻

（续表）

遗传学者 姓名	获取 学位	获取学位 时间（年份）	获取学位 学校院所	遗传学者 导师
闫水忠	博士	1995	中国协和医科大学	吴旻
颜世庆	硕士	1993	中国协和医科大学	吴旻
甄珠	博士	1994	中国协和医科大学	吴旻
张海增	博士	1999	中国协和医科大学	邵永孚、吴旻
吴孔明	博士	1999	中国协和医科大学	孙燕、吴旻
查园园	博士	2002	中国协和医科大学	林晨、吴旻
张恒	博士	2001	中国协和医科大学	李泽坚、吴旻
雷文东	博士	1995	中国协和医科大学	张大为、张汝刚、吴旻
刘连新	博士	2000	哈尔滨医科大学	姜洪池、吴旻
吴令英	博士	1995	中国协和医科大学	吴爱如、刘炽明、吴旻
陈仁武	博士	1994	中国协和医科大学	殷蔚伯、吴旻
刘仲敏	博士	2004	中国协和医科大学	刘芝华、吴旻
苏雷	博士	2003	中国协和医科大学	李泽坚、刘芝华、吴旻
孔建平	博士	2004	中国协和医科大学	刘芝华、吴旻
谢久永	硕士	1991	中国协和医科大学	吴旻
黄明	博士	1986	中国医学科学院 肿瘤研究所	吴旻
徐宁志	硕士	1986	中国医学科学院 肿瘤研究所	吴旻
吴德丰	硕士	1980	中国医学科学院肿瘤研 究所	吴旻
陈虎	硕士	1981	中国医学科学院肿瘤研 究所	吴旻
宿远	硕士	1982	中国医学科学院肿瘤研 究所	吴旻
赵建中	硕士	1981	中国医学科学院肿瘤研 究所	吴旻
丁少宏	硕士	1984	中国医学科学院肿瘤研 究所	吴旻

（续表）

遗传学者 姓名	获取 学位	获取学位 时间(年份)	获取学位 学校院所	遗传学者 导师
高燕宁	硕士	1985	中国医学科学院肿瘤研究所	吴旻
卢欣	硕士	1985	中国医学科学院肿瘤研究所	吴旻
吴瑰琦	硕士	1985	中国医学科学院肿瘤研究所	吴旻
常毅刚	硕士	1986	中国医学科学院肿瘤研究所	吴旻
杨建涛	硕士	1987	中国医学科学院肿瘤研究所	吴旻
陈天平	硕士	1987	中国医学科学院肿瘤研究所	吴旻
李伟	硕士	1988	中国医学科学院肿瘤研究所	吴旻
印螺	硕士	1998	中国医学科学院肿瘤研究所	吴旻
丁家恒	硕士	1981	中国医学科学院肿瘤研究所	吴旻
张果	博士	2005	中国协和医科大学	徐宁志
彭向红	博士	2000	中国协和医科大学	冯奉仪、徐宁志
刘爽	博士	2003	中国协和医科大学	徐宁志
周翠琦	博士	2004	中国协和医科大学	徐宁志
周晓波	博士	2003	中国协和医科大学	徐宁志
王小春	博士	2008	北京协和医学院	吴旻
刘蓉	博士	2007	中国协和医科大学	吴旻
胡方	博士	2000	中国协和医科大学	褚嘉佑
李擎天	博士	2007	中国协和医科大学	褚嘉祐
钱源	博士	2008	中国协和医科大学	褚嘉祐
杨壹羚	博士	2008	中国协和医科大学	褚嘉祐
姚宇峰	博士	2009	中国协和医科大学	褚嘉祐
俞建昆	博士	2002	中国协和医科大学	褚嘉祐

（续表）

遗传学者姓名	获取学位	获取学位时间（年份）	获取学位学校院所	遗传学者导师
高燕	硕士	2008	中国协和医科大学	褚嘉祐
顾明亮	硕士	2008	中国协和医科大学	褚嘉祐
李彦涵	硕士	2008	中国协和医科大学	褚嘉祐
纳剑波	硕士	2002	中国协和医科大学	褚嘉祐
舒晴	硕士	2003	中国协和医科大学	褚嘉祐
熊秋霞	硕士	2008	中国协和医科大学	褚嘉祐
杨榆玲	硕士	2004	中国协和医科大学	褚嘉祐
赵慧楠	博士	2005	中国协和医科大学	赵晓航
倪晓光	博士	2004	中国协和医科大学	赵平、赵晓航
刘煜	博士	2003	中国协和医科大学	赵晓航、吴旻
李淑敏	博士	2004	中国协和医科大学	章文华、赵晓航
何洪智	博士	2004	中国协和医科大学	赵晓航
刘煜	博士	2003	中国协和医科大学	赵晓航
任传利	博士	2008	中国协和医科大学	赵晓航
张立勇	博士	2003	中国协和医科大学	赵晓航

主干谱系数据库十——罗鹏开创的植物遗传学谱系

遗传学者姓名	获取学位	获取学位时间（年份）	获取学位学校院所	遗传学者导师
罗鹏	研究班	1952	哈尔滨工业大学	不详
罗鹏	进修	1981	美国密执安州立大学	P. S. Carlson
罗鹏	学士	1948	四川大学	周太玄
蓝泽蓬	学士	1955	四川大学	罗鹏
钟蓉	博士	1996	四川大学	罗鹏
李加纳	博士	1998	四川大学	罗鹏

（续表）

遗传学者姓名	获取学位	获取学位时间（年份）	获取学位学校院所	遗传学者导师
殷家明	博士	1998	四川大学	罗鹏
李旭锋	博士	1992	四川大学	罗鹏
李再云	博士	1992	四川大学	罗鹏
黄邦全	博士	1997	四川大学	罗鹏
王幼平	博士	1995	四川大学	罗鹏
罗科	博士	1990	四川大学	罗鹏
张雪梅	博士	1992	四川大学	罗鹏
徐利远	博士	1991	四川大学	罗鹏
吴沿友	博士	1994	四川大学	罗鹏
刘智慧	博士	1996	四川大学	罗鹏
周冀明	博士	1993	四川大学	罗鹏、刘世贵
肖龙	博士	1994	四川大学	罗鹏、刘世贵
潘骏玲	硕士	1992	四川大学	罗鹏
周宏志	硕士	1982	四川大学	罗鹏
王晓慧	硕士	1985	四川大学	罗鹏
李义文	硕士	1994	四川大学	罗鹏
林娟	硕士	1996	四川大学	罗鹏
杨毅	硕士	1988	四川大学	罗鹏
周颂东	硕士	1999	四川大学	罗鹏
李英	硕士	1992	四川大学	蓝泽蘧
刘列钊	博士	2003	西南农业大学	李加纳
叶小利	博士	2001	西南农业大学	李加纳
张建奎	博士	2006	西南大学	李加纳
张学昆	博士	2005	西南农业大学	李加纳
张子龙	博士	2007	西南大学	李加纳、王贵学
戴秀梅	博士	2008	西南大学	李加纳
付福友	博士	2007	西南大学	李加纳

（续表）

遗传学者姓名	获取学位	获取学位时间(年份)	获取学位学校院所	遗传学者导师
卢坤	博士	2008	西南大学	李加纳、柴友荣
陈安和	博士	2006	西南大学	李加纳
牛永超	硕士	2010	西南大学	李加纳
华玉伟	博士	2005	华中农业大学	李再云
杜雪竹	博士	2008	华中农业大学	李再云
徐传远	博士	2007	华中农业大学	李再云
葛贤宏	博士	2007	华中农业大学	李再云
马霓	博士	2006	华中农业大学	李再云
涂玉琴	博士	2009	华中农业大学	李再云
姚行成	博士	2010	华中农业大学	李再云
赵志刚	博士	2008	华中农业大学	李再云
陈海峰	博士	2007	华中农业大学	李再云
刘旻	硕士	2005	华中农业大学	李再云
曾小莹	硕士	2003	华中农业大学	李再云
夏忠强	硕士	2008	华中农业大学	李再云、方小平
谢必伟	硕士	2008	华中农业大学	李再云
完颜瑞红	硕士	2007	华中农业大学	李再云
熊亚青	硕士	2007	华中农业大学	李再云
王华	硕士	2007	华中农业大学	李再云
孙建	硕士	2006	华中农业大学	李再云
胡婷婷	硕士	2006	华中农业大学	李再云
周丽蓉	博士	2007	四川大学	李旭锋
邓光兵	硕士	2004	四川大学	李旭锋
邓运涛	硕士	2003	四川大学	李旭锋
高辉	硕士	2003	四川大学	李旭锋
苟晓松	硕士	2003	四川大学	李旭锋
郭经宇	硕士	2006	四川大学	李旭锋

（续表）

遗传学者 姓名	获取 学位	获取学位 时间(年份)	获取学位 学校院所	遗传学者 导师
何涛	硕士	2006	四川大学	李旭锋
胡晓梅	硕士	2007	四川大学	李旭锋
骞宇	硕士	2004	四川大学	李旭锋
雷远成	硕士	2003	四川大学	李旭锋
李娜娜	硕士	2007	四川大学	李旭锋
祁星华	硕士	2005	四川大学	李旭锋
王轶	硕士	2005	四川大学	李旭锋
胥瑜	硕士	2007	四川大学	李旭锋
游大慧	硕士	2004	四川大学	李旭锋
刘勋	硕士	2010	西南大学	殷家明
乔富兴	硕士	2010	湖北大学	黄邦全
汪承刚	硕士	2007	湖北大学	黄邦全
谢好	硕士	2007	湖北大学	黄邦全
严晓锋	硕士	2009	湖北大学	黄邦全
张菊红	硕士	2006	湖北大学	黄邦全
孔芳	博士	2010	扬州大学	王幼平
李爱民	博士	2010	扬州大学	王幼平
储成群	硕士	2002	四川大学	王幼平
唐京生	硕士	2002	四川大学	王幼平
姜维嘉	硕士	2007	四川大学	杨毅
罗勤	硕士	2005	四川大学	杨毅
秦晓克	硕士	2007	四川大学	杨毅
滕蕾	硕士	2006	四川大学	杨毅
赵竹露	硕士	2007	四川大学	杨毅
祝欣	硕士	2007	四川大学	杨毅
刘世贵	学士	1959	四川大学	罗鹏
白史且	博士	2002	四川大学	刘世贵

（续表）

遗传学者姓名	获取学位	获取学位时间（年份）	获取学位学校院所	遗传学者导师
成兰英	博士	2007	四川大学	刘世贵
李江凌	博士	2002	四川大学	刘世贵
李尚伟	博士	2004	四川大学	刘世贵
李跃建	博士	2005	四川大学	刘世贵
刘亚刚	博士	2004	四川大学	刘世贵
刘增然	博士	2004	四川大学	刘世贵
龙章富	博士	2003	四川大学	刘世贵
吕学斌	博士	2003	四川大学	刘世贵
宁红	博士	2002	四川大学	刘世贵
潘为高	博士	2007	四川大学	刘世贵
秦金红	博士	2006	四川大学	刘世贵
唐亚雄	博士	2002	四川大学	刘世贵
陶科	博士	2006	四川大学	刘世贵
陶勇	博士	2006	四川大学	刘世贵
王春明	博士	2007	四川大学	刘世贵
王秀英	博士	2006	四川大学	刘世贵
王一丁	博士	2002	四川大学	刘世贵
王泽洲	博士	2002	四川大学	刘世贵
吴琦	博士	2004	四川大学	刘世贵
武梅	博士	2002	四川大学	刘世贵
谢晶	博士	2004	四川大学	刘世贵
杨松杰	博士	2007	四川大学	刘世贵
殷中琼	博士	2004	四川大学	刘世贵
喻麟	博士	2007	四川大学	刘世贵
袁玉兰	博士	2004	四川大学	刘世贵
张利	博士	2003	四川大学	刘世贵
张小雪	博士	2007	四川大学	刘世贵

（续表）

遗传学者 姓名	获取 学位	获取学位 时间（年份）	获取学位 学校院所	遗传学者 导师
孟民杰	博士	2001	四川大学	刘世贵
文建军	博士	2001	四川大学	刘世贵、桂建芳
王红宁	博士	2001	四川大学	刘世贵
丁诗华	博士	2000	四川大学	刘世贵
马孟根	博士	2005	四川大学	刘世贵
谭向红	博士	2000	四川大学	刘世贵
沈斌	博士	2000	四川大学	刘世贵
曾里	硕士	2003	四川大学	刘世贵
程书秋	硕士	1991	四川大学	刘世贵
付若彬	硕士	2006	四川大学	刘世贵
高庆	硕士	2006	四川大学	刘世贵
黄时海	硕士	1991	四川大学	刘世贵
江德洪	硕士	2004	四川大学	刘世贵
金虹	硕士	2005	四川大学	刘世贵
李凤	硕士	2005	四川大学	刘世贵
刘小菁	硕士	1991	四川大学	刘世贵
刘燕飞	硕士	2005	四川大学	刘世贵
刘燕萍	硕士	2004	四川大学	刘世贵
孟亚鹏	硕士	2006	四川大学	刘世贵
冉红艳	硕士	2005	四川大学	刘世贵
沈翼	硕士	2003	四川大学	刘世贵
谭俊杰	硕士	2006	四川大学	刘世贵
唐漫书	硕士	2002	四川大学	刘世贵
王艳	硕士	2002	四川大学	刘世贵
巫雪艳	硕士	2003	四川大学	刘世贵
殷雪	硕士	2004	四川大学	刘世贵
袁涛	硕士	1991	四川大学	刘世贵

（续表）

遗传学者 姓名	获取 学位	获取学位 时间（年份）	获取学位 学校院所	遗传学者 导师
郑莉	硕士	1992	四川大学	刘世贵
朱新宇	硕士	1992	四川大学	刘世贵

主干谱系数据库十一——卢浩然开创的植物遗传学谱系

遗传学者 姓名	获取 学位	获取学位 时间（年份）	获取学位 学校院所	遗传学者 导师
卢浩然	博士	1946	印度孟买大学	B. P. Pal
唐定中	博士	1998	福建农业大学	卢浩然
李维明	博士	1992	福建农学院	卢浩然
吴为人	博士	1997	福建农业大学	卢浩然
林文雄	博士	1995	福建农业大学	卢浩然
陈顺辉	博士	1994	福建农业大学	卢浩然
钟珍萍	博士	1996	福建农业大学	卢浩然、吴乃虎
黄碧光	博士	2005	福建农林大学	吴为人
卢泳全	博士	2003	福建农林大学	吴为人
陈志伟	博士	2004	福建农林大学	吴为人、李维明
刘华清	博士	2003	福建农林大学	吴为人、李维明
段远霖	博士	2001	福建农林大学	李维明
方平平	博士	2001	福建农林大学	李维明
汪斌	博士	2002	福建农林大学	李维明

主干谱系数据库十二——刘大钧开创的植物遗传学谱系

遗传学者 姓名	获取 学位	获取学位 时间（年份）	获取学位 学校院所	遗传学者 导师
刘大钧	副博士	1959	莫斯科季米里亚捷夫农学院	不详
柴守诚	博士	1996	南京农业大学	刘大钧
陈文品	博士	1992	南京农业大学	刘大钧
方玉达	博士	1999	南京农业大学	刘大钧
房经贵	博士	2001	南京农业大学	刘大钧
季静	博士	1997	南京农业大学	刘大钧
李万隆	博士	1993	南京农业大学	刘大钧
刘宝	博士	1992	南京农业大学	刘大钧
刘金元	博士	1998	南京农业大学	刘大钧
裴自友	博士	2007	南京农业大学	刘大钧
亓增军	博士	2000	南京农业大学	刘大钧
陶文静	博士	1998	南京农业大学	刘大钧
万平	博士	2000	南京农业大学	刘大钧
王秀娥	博士	1997	南京农业大学	刘大钧
庄丽芳	博士	2003	南京农业大学	刘大钧
黄剑华	博士	2001	南京农业大学	刘大钧（张燕）
王海燕	博士	2005	南京农业大学	刘大钧（王秀娥）
张航宁	博士	1993	南京农业大学	刘大钧
陈佩度	博士	1988	南京农业大学	刘大钧
齐莉莉	博士	1997	南京农业大学	刘大钧
尚毅	博士	2009	南京农业大学	刘大钧
马璐琳	博士	2009	南京农业大学	刘大钧
李锁平	博士	2008	南京农业大学	刘大钧

（续表）

遗传学者 姓名	获取 学位	获取学位 时间（年份）	获取学位 学校院所	遗传学者 导师
别同德	博士	2007	南京农业大学	陈佩度
陈发棣	博士	1999	南京农业大学	陈佩度
陈全战	博士	2007	南京农业大学	陈佩度
贾高峰	博士	2005	南京农业大学	陈佩度
李桂萍	博士	2007	南京农业大学	陈佩度
刘文轩	博士	1997	南京农业大学	陈佩度
牛吉山	博士	2000	南京农业大学	陈佩度
秦跟基	博士	2001	南京农业大学	陈佩度
王春梅	博士	2007	南京农业大学	陈佩度
王华忠	博士	2005	南京农业大学	陈佩度
王心宇	博士	2000	南京农业大学	陈佩度
邢莉萍	博士	2007	南京农业大学	陈佩度
杨木军	博士	2006	南京农业大学	陈佩度
英加	博士	1999	南京农业大学	陈佩度
于玲	博士	2001	南京农业大学	陈佩度
袁建华	博士	1999	南京农业大学	陈佩度
窦全文	博士	2002	南京农业大学	陈佩度
周青文	博士	1998	南京农业大学	陈佩度
马鸿翔	博士	2003	南京农业大学	陈佩度
曹亚萍	博士	2008	南京农业大学	陈佩度
陈升位	博士	2008	南京农业大学	陈佩度
王林生	博士	2008	南京农业大学	陈佩度
王晓云	博士	2009	南京农业大学	陈佩度
倪金龙	硕士	2007	南京农业大学	陈佩度
尤春芳	硕士	2010	南京农业大学	陈佩度
董振营	博士	2009	东北师范大学	刘宝
欧秀芳	博士	2009	东北师范大学	刘宝

（续表）

遗传学者姓名	获取学位	获取学位时间(年份)	获取学位学校院所	遗传学者导师
王红艳	博士	2009	东北师范大学	刘宝
张剑锋	博士	2009	东北师范大学	刘宝
仲晓芳	博士	2009	东北师范大学	刘宝
李晓玲	博士	2006	东北师范大学	刘宝
林秀云	博士	2006	东北师范大学	刘宝
李毅丹	博士	2007	东北师范大学	刘宝
单晓辉	博士	2007	东北师范大学	刘宝
赵欣欣	博士	2006	东北师范大学	刘宝
郭万里	博士	2006	东北师范大学	刘宝
龙丽坤	博士	2006	东北师范大学	刘宝
董玉柱	博士	2003	东北师范大学	何孟元、刘宝
刘振兰	博士	2002	东北师范大学	郝水、刘宝
柴杨	硕士	2008	东北师范大学	刘宝
陈郁	硕士	2004	东北师范大学	刘宝
宫磊	硕士	2008	东北师范大学	刘宝
姜丽丽	硕士	2008	东北师范大学	刘宝
刘炜	硕士	2006	东北师范大学	刘宝
邱天	硕士	2006	东北师范大学	刘宝
宋欣欣	硕士	2009	东北师范大学	刘宝
王大庆	硕士	2009	东北师范大学	刘宝
王永明	硕士	2004	东北师范大学	刘宝
吴蕊	硕士	2009	东北师范大学	刘宝
杨巍	硕士	2008	东北师范大学	刘宝
于晓明	硕士	2007	东北师范大学	刘宝
赵蕴阳	硕士	2009	东北师范大学	刘宝
庄婷婷	硕士	2008	东北师范大学	刘宝

参 考 文 献

[1] 谈家桢,赵功民. 中国遗传学史[M]. 上海:上海科技教育出版社,2002.

[2] 赵功民. 谈家桢与遗传学[M]. 南宁:广西科学技术出版社,1996.

[3] 田洺. 未竟的综合[M]. 济南:山东教育出版社,1998.

[4] 遗传学座谈会会务小组. 遗传学座谈会发言记录[M]. 北京:科学出版社,1957.

[5] 李佩珊. 科学战胜反科学——苏联的李森科事件及李森科主义在中国[M]. 北京:当代世界出版社,2004.

[6] 李佩珊,孟庆哲,黄青禾,等. 百家争鸣——发展科学的必由之路[M]. 北京:商务印书馆,1985.

[7] 任元彪,曾健,周永平,等. 遗传学与百家争鸣[M]. 北京:北京大学出版社,1996.

[8] 南京图书馆. 伟大的自然改造者米丘林诞生百周年纪念推荐书目[M]. 南京图书馆, 1955. 10.

[9] 四川大学生物系遗传组,四川大学图书馆. 米丘林生物学文献索引[M]. 四川省中心图书馆委员会,1960. 10.

[10] 中国科学院干部局. 中国科学院科学家人名录[M]. 北京:科学出版社,1990. 10.

[11] 北京农业大学编委会. 中国共产党北京农业大学组织史(1921—1937)(1937—1949)[M]. 北京:北京农业大学出版社,1995.

[12] 北京农业大学校史资料征集小组. 北京农业大学校史(1905—1949)[M]. 北京:北京农业大学出版社,1990.

[13] 北京农业大学校史资料征集小组. 北京农业大学校史(1949—1987)[M]. 北京:北京农业大学出版社,1995.

[14] 刘建平,等. 北京农业大学教授名录[M]. 北京:北京农业大学出版社,1990.

[15] 华北大学农学院. 北京校友名录(内部资料)

[16] 延安自然科学院史料编委会. 延安自然科学院史料[M]. 中共党史资料出版社北京工业学院出版社,1986.

[17] 北大学农学院院史编委会. 华北大学农学院史记 1939—1949. 北京:中国农业出版社,1995.

[18] 中国科学院编译出版委员会. 十年来的中国科学·生物学(Ⅳ)(遗传学)[C]. 北京·科学出版社,1966.

[19] 王扬宗. 近代科学在中国的传播[M]. 济南:山东教育出版社,2009.

[20] 王扬宗. 中国科学院六十年[M]. 北京:中国科学院,2009.

[21] 姚远,等. 中国近代科技期刊源流(1792—1949)[M]. 济南:山东教育出版社,2005.

[22] 郭学聪. 孟德尔学说在中国的传播[M]. 北京:科学出版社,1985.

[23] 刘笑春. 卢惠霖纪念文集[M]. 长沙：湖南人民出版社，2000.

[24] 褚嘉佑. 吴旻传[M]. 上海科技出版社，2006.

[25] 中国遗传学会. 孟德尔逝世一百周年纪念文集[M]. 北京：科学出版社，1985.

[26] 国家自然科学基金委员会. 自然科学发展战略报告——遗传学[M]. 北京：科学出版社，1997.

[27] 国务院学位委员会办公室. 全国授予博士和硕士学位的高等学校及科研机构名称[M]. 高等教育出版社，1987.

[28] (美)加兰·艾伦. 田洺译. 20世纪的生命科学史. 上海：复旦大学出版社，2000.

[29] (美)加兰·艾伦. 梅兵译. 遗传学的冒险者——摩尔根[M]. 上海：上海科技出版社，2003.

[30] (英)格雷厄姆. 叶式辉，等译. 俄罗斯和苏联科学简史[M]. 上海：复旦大学出版社，2000.

[31] (美)玛格纳. 李难译. 生命科学史[M]. 天津：百花文艺出版社，2002.

[32] (美)迈尔. 刘珺珺等译. 生物学思想的发展[M]. 长沙：湖南教育出版社，1990.

[33] (德)斯多倍. 赵寿元译. 遗传学史[M]. 上海：上海科技出版社，1981.

[34] (苏)麦德维杰夫. 李宝恒，赵寿元译. 李森科浮沉录[M]. 上海：上海译文出版社，1980.

[35] 金观涛、刘青峰. "'科学'取代'格致'的历程". 观念史研究[M]. 法律出版社，2009.

[36] 为坚持生物科学的米丘林方向而斗争[J]. 人民日报，1952.06.29.

[37] 周绍模. 评陈桢编著"复兴高级中学教科书生物学"修正本[J]. 生物学通报，1952(1).

[38] 蒋世和. 米丘林学说在中国(1949—1956)[J]. 自然辩证法通讯，1990(1).

[39] 周询. 1952—1956"创造性达尔文主义"在中国普及的考察[J]. 古今农业，2008(3).

[40] 李绍武、薛勇彪等. 坚持四个一流打造中文遗传学精品期刊[J]. 遗传，2010(1).

[41] 高翼之. 李景均[J]. 遗传，2004(6).

[42] 吴鹤龄、戴灼华. 李汝祺教授传[J]. 遗传，2008(7).

[43] 张爱民，童依平，王道文. 小麦遗传育种学家李振声[J]. 遗传，2008(10).

[44] 刘涛，戴继勋. 方宗熙[J]. 遗传，2008(12).

[45] 冯永康. 遗传学的早期倡导者——贝特森[J]. 科学月刊(台湾)，2000(5).

[46] 冯永康. 20世纪上半叶中国遗传学发展大事记[J]. 中国科技史料，2000(2).

[47] 冯永康. 陈桢[J]. 遗传，2009(1).

[48] 冯永康. 赵连芳[J]. 遗传，2009(2).

[49] 冯永康. 冯泽芳[J]. 遗传，2009(3).

[50] 冯永康. 李先闻[J]. 遗传，2009(4).

[51] 冯永康. 1949—1978遗传学界大事记. 中国遗传网·遗传学史. http://www.chinagene.cn/CN/news/news839.shtml.

[52] 乔守怡. 纪念刘祖洞教授[J]. 遗传，2010(4).

[53] 佘建明，陆维忠. 奚元龄先生传[J]. 遗传，2010(5).

[54] 任兆瑞. 勇于探索与创新的遗传学家——曾溢滔[J]. 遗传，2010(9).

[55] 邱丽娟，韩天富，常汝镇. 大豆遗传育种学家王金陵[J]. 遗传，2010(10).

[56] 张炳炎. 怀念施立明先生[J]. 遗传，2010(12).

[57] 许智宏. 关于21世纪的生命科学[J]. 河南大学学报，2001.

[58] 赵寿元. 基因组研究引出的人文科学问题[J]. 世界科学，1999(11).

［59］李建华.我国生命科学与生物技术的发展现状与对策[J].中华医学科研管理杂志,2005 (3).

［60］孙毅.生命科学及其相关学科的研究动态[J].科技情报开发与经济,2009(11).

［61］邹承鲁.生物学走向二十一世纪[J].中国科学院院刊,2001(1).

［62］Adams, M. B. ed. The Evolution of Theodosius Dobzhansky ［M］. Princeton: Princeton University Press, 1994.

［63］Olby, Robert. Origins of Mendelism (Second Edition)［M］. Chicago: The University of Chicago Press, 1985.

［64］Schwartz, James. In Pursuit of Gene: From Darwin to DNA ［M］. Cambridge, Mass: Harvard University Press, 2008.

［65］Sturtevant, A. H. A History of Genetics ［M］. New York: Cold Spring Harbor Laboratory Press & Electronic Scholarly Publishin.

［66］Schneider, Laurence. Biology and Revolution in Twentieth-Century China ［M］. Lanham: Rowman & Littlefield Publishers, Inc. 2003.

［67］Bowers, John, William Hess & Nathan Sivin eds. Science and Medicine in Twentieth-Century China: Research and Education ［M］. Ann Arbor: Center for Chinese Studies, the University of Michigan, 1988.

［68］Pusey, James R. China and Charles Darwin ［M］. Cambridge, Mass: Council on East Asian Studies, Harvard University, 1983.

［69］Needham, Joseph & Dorothy Needham eds. Science Outpost ［M］. London: Pilot Press, 1948.

［70］Schneider, Laurence. Biology and Revolution in Twentieth-Century China ［M］. Lanham: Rowman & Littlefield Publishers, Inc. 2003.

索　引